부모가 높여주는

내아이
면역력

전나무숲 편저

전나무숲

아이의 건강을 위해
오늘부터 부모가 해야 할 일

코로나19로 인한 전 세계적 팬데믹을 거치면서 의학계는 소중한 결과 하나를 얻었다. 그것은 바로 특정 질병에 관해서만큼은 아이들의 면역력이 성인보다 강하다는 사실이다.

2020년 미국 알버트아인슈타인 의과대 연구팀이 국제 학술지 〈사이언스 중개의학(Science Translational Medicine)〉에 발표한 연구 결과에 따르면,* 대부분의 아이들은 코로나19에 걸려도 감기처럼 가볍게 앓고 지나가는 것은 물론 사망률도 현저하게 낮았다(성인은 약 28%, 소아는 약 3%). 국제 학술지 〈네이처〉에도 '어린이들은 강력한 선천적 면역력을 가지고 있어서 항체를 만들지 않고도 코로나19를 이겨낼 수 있었다'는 연구 결과가 실렸다. 아이들은 신체 발달이 완전하지 않아서 면역력도 한참이나 떨어질 것 같았는데 결코 그렇지 않다는 사실이 증명된 것이다.

---

* 전혜영, '어린이에겐 힘 못 쓰는 코로나19… 이유 밝혀졌다', 헬스조선, 2020년 9월 24일
  https://health.chosun.com/site/data/html_dir/2020/09/23/2020092302676.html

하지만 기억해야 할 것은 강한 면역력을 가지고 태어났다고 해서 그것이 평생 유지되지 않는다는 점이다. 부모가 제대로 면역력을 관리해주지 않으면 아이들의 면역력은 급격히 떨어질 수 있다.

내 아이의 면역력 강화를 위한 모든 것

그런데 아이들의 면역력이 약해지고 있다는 경고등이 곳곳에서 켜지고 있다. 전체 알레르기 비염 환자 10명 중 4명이 10대 이하의 아이들로, 그 수치는 2014년부터 꾸준히 늘고 있다. 또 2022년 발표된 자료에 따르면, 0~9세 아이들 중 불면증 환자가 급속도로 늘고 있는 것으로 밝혀졌는데 불면증으로 인한 면역력 저하, 우울증, 학습 및 행동 장애에 대한 우려 또한 커지고 있다. 밤에 잠을 못 자면 그만큼 면역력이 약해지고 그로 인한 질병이 생길 수밖에 없기 때문이다. 뿐만 아니라 바이러스성 급성 호흡기 감염증 환자 중 7~12세의 비중이 1,000명당 48.7명이며, 13~18세 환자의 비중이 48.9명으로 가장 높았다. 환절기에는 으레 이런 환자들이 늘어난다지만 최근 들어 더욱 급증하는 추세다.

그런데, 원래 강한 면역력을 가지고 태어난 아이들이 자라면서 면역력이 약해지는 원인은 무엇일까? 그 답은 '생활습관'에서 찾을 수 있다. 일상적인 습관 중에서 특정 습관이 면역력을 약화시키는 것이다. 따라서 부모는 평소 자녀의 일상을 면밀히 살피면서 면역력을 약화시키는 습관을 찾아내 언제 어떤 방식으로 그 습관을 개선하고 면역력을 키워주어야 하는지를 명확히 판단하고 빠르게 대처해야 한다.

그리고 명확한 판단과 빠른 대처를 뒷받침할 면역력 강화에 관한 지식을 체계적으로 쌓아가야 한다. 단편적인 몇 가지 지식이 아니라, 검증된 의학 정보에 근거해서 전반적인 내용을 분명히 알고 실천해야 한다는 이야기다. 그렇게 부모가 면밀히 신경을 쓰면 아이들은 타고난 면역력을 지킬 수 있을 뿐만 아니라 더욱 강화할 수 있다.

중요한 사실은, 아이들의 면역력은 15세 이전에 완성되어야 한다는 점이다. 즉 15세 이전의 면역력은 앞으로의 인생에서 건강의 밑거름이 될 만큼 아주 중요하다.

언제 시작해도 늦지 않은 내 아이를 위한 노력

면역력은 15세 이전에 완성하는 게 좋다지만, 요즘처럼 면역력을 해치는 요소가 가득한 환경에서는 '면역력을 키우기에 늦은 나이'란 존재하지 않는다. 임신 기간 혹은 출산 직후부터 시작하면 더욱 좋지만, 설사 아이가 초등학생이나 중학생이어도 결코 늦지 않다. 인체의 면역력은 생각보다 회복 탄력성이 뛰어나서 언제든 노력을 시작하면 반드시 그에 걸맞게 강화되기 마련이다.

아이들도 결국에는 30대가 되고, 40대 그리고 50대가 된다. 그리고 그 과정에서 수많은 병원균과 바이러스의 공격을 받을 것이며, 각종 만성질환과 암의 위험에 노출될 수도 있다. 하지만 부모가 꾸준히 면역력을 강화해준다면 아이는 각종 질병의 위협으로부터 건강을 지켜나갈 수 있을 것이다.

이 책이 그러한 부모의 노력에 큰 도움이 되기를 기대한다.

_ 전나무숲 편집부

차 례

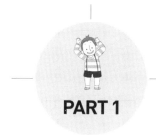

PART 1

15세 이전에
완성되어야 할 면역력

아이들의 면역력은 저절로 강해지지 않는다. 무조건 잘 먹고 푹 쉰다고 해서 강해지는 것도 아니다. 면역력이 강해지는 데는 엄밀한 기준과 원리가 작용하며, 이것을 충족해야 면역력 강화라는 성과를 얻을 수 있다. 그러려면 우선 면역력을 키우는 주요 기관이 어디인지, 교감신경과 부교감신경의 역할이 무엇인지를 이해해야 한다. 우리 몸속의 백혈구 종류와 역할도 알아야 한다. 과립구와 림프구가 우리 몸에서 어떤 역할을 하는지, 그 비율이 어떤 의미인지도 알아야 한다. 이렇듯 면역력 강화를 위한 기본기를 갖춘다면 내 아이의 면역력을 챙기고 미래의 건강까지 보장받을 기회의 문을 연 셈이다.

면역력을 지배하는 백혈구

사람은 누구나 태어날 때부터 몸 안에 '최고의 의사'를 두고 있다. 바로 '면역력'이다. 면역력이 강하면 병에 잘 걸리지 않을 뿐더러, 병에 걸리더라도 증상이 가볍거나 쉽게 나을 수 있다. 이처럼 면역력은 건강을 지키는 데 있어 너무나도 소중한 존재임이 틀림 없다. 그런데 면역력은 과연 무엇일까? 어떻게 해야 면역력이 강해질까?

면역력은 곧 백혈구의 힘

면역력이란 인체 외부에서 각종 병원균이나 바이러스가 침입하거나 인체 내부에서 문제가 생겼을 때 이를 방어하고 치유하는 능력이다. 우리 몸에서 면역력을 담당하는 것이 '백혈구'다. 따라서 '면역력=백혈구의 힘'이라고 말할 수 있다. 실제 몸에 이상이 생겼을 때 혈액 검사를 해보면 백혈구의 양이 급격하게 늘어나 있음을 알 수 있다. 백혈구의 양은 보통 2만 개 정도가 적절한데, 스트레스를 받았거나 백혈병, 패혈증, 폐렴, 편도선염 등에 걸렸을 때는 그 양이 빠르게 늘어나 2만 개 이상일 때가 많다.

백혈구의 구성과 기능

백혈구는 크게 세 가지로 구성되어 있다. 과립구, 림프구, 대식세포(매크로파지)이다. 비중으로 따지자면 과립구가 54~62%, 림프구가 35~41%를 차지하며, 약 3~5%가 대식세포이다. 이 세 가지는 각각 조금씩 다른 역할을 하면서 면역 기능을 수행한다.

● **대식세포** : '면역 시스템의 사령탑'이라고 할 수 있다. 탐식 기능이 있어서 체내에 이물질이 침입하면 과립구와 림프구에게 그 사실을 알리면서 스스로 그 이물질들을 통째로 먹어 삼킨다.

● **과립구** : '치유 과정의 행동 대장'이라고 할 수 있다. 체내에 침입한 세균, 낡은 세포, 죽은 세포를 집어삼키고 이를 활성산소, 소화효소를 이용해서 분해한다.

● **림프구** : 바이러스를 일종의 '항원'으로 인식하고 그것에 대항

하는 '항체'를 만들어서 이물질을 처리한다. 이를 '항원항체 반응'이라고 한다. 어렸을 때 홍역, 볼거리에 한번 걸리면 그 이후에 다시 걸리지 않는 이유가 바로 이런 면역 기능 덕분이다. 림프구는 NK세포, T세포, B세포로 나뉜다. NK세포는 주로 암세포를 공격해 몸을 보호하며, 적군과 아군을 명확하게 구분하고 살상력도 매우 뛰어나서 '자연 살해 세포'라고도 불린다. T세포는 림프구의 60~70%를 차지하며, 직접 외부의 병원균과 싸우는 역할을 한다. 림프구에서 10~20%를 차지하는 B세포는 항체를 만들어서 몸을 보호한다.

이렇듯 백혈구는 다양한 면역 기능을 수행함으로써 우리 몸을 질병으로부터 지키고 있다. 그런데 이러한 백혈구를 전체적으로 관장하는 것이 있다. 바로 '자율신경'이다. 즉 면역력이 잘 가동되고 강화되려면 자율신경의 역할이 중요하다.

교감신경과 부교감신경이 인체에서 하는 일

인체는 여러 장기와 기관으로 이루어진 생명체다. 뼈는 몸의 전체 골격을 만들고 관절을 통해서 우리가 움직일 수 있도록 만들어준다. 그리고 골격 안에는 각종 장기들이 있어서 숨을 쉬고 소화와 배설을 가능하게 한다. 근육은 몸 전체를 이어주면서 빠르게 뛰거나 멈추는 등 동작을 할 수 있게 해준다. 혈액은 전신을 다니며 산소와 영양분을 공급한다. 뇌에는 체내 모든 부위를 연결해주는 '신경망'이 존재한다. 대뇌에서 척수까지 이어주는 신경망은 크게 중추신경과, 중추신경에서 갈라져 나온 말초신경으로 구분된다.

자신의 의지에 따른 활동과 그렇지 않은 활동

말초신경은 크게 체성신경과 자율신경으로 구분된다.

● **체성신경 :** 몸을 자신의 의지에 따라 움직일 수 있게 하는 신경이다. 예를 들어 팔을 올리거나 내리는 일, 다리를 움직이고 고개를 좌우로 돌릴 수 있는 것은 모두 자신의 의지에 의한 것이다.

● **자율신경 :** 자신의 의지에 의한 것이 아니라 인체 스스로 생명을 유지하기 위해 알아서 체내 기능을 조절하는 신경이다. 심장을 뛰게 하거나 먹은 음식을 소화시키거나 체온을 조절하거나 배설을 하게 하는 것이 대표적이다. 자신의 의지로 제어할 수 없으며, 잠을 자는 동안에도 활성화된다. 앞에서 언급했던 면역력 역시 자율신경에서 관장한다.

자율신경은 인간이 하는 활동의 종류에 따라서 다시 교감신경과 부교감신경으로 구분된다. 이 둘은 정반대의 작용을 하지만, 서로 균형을 이루면서 여러 장기와 조직의 기능을 조절한다.

● **교감신경 :** 행동과 운동을 담당한다. 혈관을 수축해 혈압과 심장박동을 높이고, 식욕을 억제한다. 교감신경의 작용이 우세하면 과립구가 증가한다. 주로 낮에 활성화되는 편이다.

∷ 자율신경의 지배를 받는 면역력

자율신경에는 신체가 활동할 때 작용하는 '교감신경'과 신체가 휴식할 때 작용하는 '부교감신경'이 있다. 이 두 가지가 시소처럼 서로 균형을 이루면서 작용해야 면역력이 좋아진다.

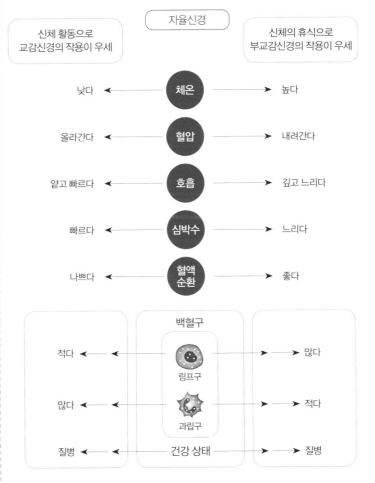

출처 : 후쿠다 미노루·이토 야스오 지, 《부모가 높여주는 내 아이 면역력》, 전나무숲

● **부교감신경** : 휴식과 식사를 담당한다. 혈관을 확장해 혈압과 심장박동을 낮추고, 위와 장의 기능을 활성화한다. 부교감신경의 작용이 우세하면 림프구가 증가한다. 주로 밤에 활성화되는 경향을 보인다.

활동할 때와 휴식할 때 각각 작동하는 두 신경

시간은 크게 밤과 낮으로 구분되며, 인체의 활동 역시 밤과 낮에 적합하게 이루어진다. 낮엔 생기 있고 활기차게 움직이고, 밤이면 휴식 상태에 들어가고 잠이 들면서 다음 날을 준비하게 된다. 이를 각각 지배하는 것이 교감신경과 부교감신경이다. 이 두 가지 신경은 신체 상태에 따라 마치 시소처럼 우세와 열세를 차지하면서 균형을 이룬다.

문제는 이 두 신경 중 하나가 지속적으로 우세를 보이면서 둘 간의 균형이 깨질 때다. 기본적으로 신체는 운동이나 활동을 했으면 일정 시간 동안 쉬어야 하고, 반대로 휴식을 취했으면 다시 운동과 활동을 이어가야 하는데 그 균형이 깨진 것이다. 이런 상태에서는 '항상성'도 유지되지 못한다. 항상성은 인체가 내부나 외부의 변화에 큰 상관없이 생리적인 상태를 일정 수준으로 유지하려는 기능이다. 한마디로 큰 변화나 부침 없이 일정하게 건강한 상태를 유지하려는 것이 항상성이다.

교감신경과 부교감신경의 균형이 깨지면 구체적으로 어떤 일이 생길까? 만약 교감신경이 우세하면 우리 몸은 계속해서 긴장되고 흥분된 상태에 머물게 된다. 혈관이 확장하지 못하고 계속 수축하면서 혈액 순환에 문제가 생기고, 그 결과 가슴이 두근거리고 손발이 차가워진다. 반대로 부교감신경이 계속해서 우세하면 처음에는 인체가 편안하게 가라앉는 것 같지만, 시간이 흐를수록 의욕이 떨어지고 무력감에 빠지게 된다.

자율신경과
면역력의 관계

앞에서 면역력이 자율신경의 지배를 받는다고 했는데, 어째서 그럴까? 백혈구가 자율신경의 지배를 받기 때문이다. 즉 교감신경이 우세하면 '과립구'가 늘어나고 부교감신경이 우세하면 '림프구'가 늘어난다. 반대로, 쉬거나 안정을 취하면 부교감신경이 우세해져서 림프구가 활발해지므로 면역 기능이 강화된다. 바로 이러한 사실을 근거로 면역력이 자율신경의 지배를 받는다고 하는 것이다.

자율신경과 면역력의 관계를 보다 정확히 알기 위해서는 '교감신경 = 과립구 증가, 부교감신경 = 림프구 증가'를 기억해둘 필요가 있다.

교감신경의 활성화로 늘어나는 과립구

우선 교감신경이 활성화되는 이유, 즉 과립구가 증가하는 이유부터 살펴보자.

첫 번째 이유는, 인체 외부에서 각종 병원균이 침입했기 때문이다. 이들과 맞서 싸우기 위해 일시적으로 과립구를 증가시키는 것이다. 상처가 난 후 아무는 과정에서 고름이 생기는데, 이때의 고름이 과립구의 사체이다. 병원균과 싸우면서 죽은 희생양들이지만 건강을 회복하는 과정에서는 자연스러운 현상이다.

스트레스가 부르는 참혹한 결과

과립구가 증가하는 또 다른 이유는 심각한 스트레스를 받았기 때문이다. 인체는 스트레스를 받으면 교감신경이 활성화되면서 과립구를 증가시킨다. 그런데 정작 외부에서 침투한 병원균은 없기 때문에 과립구는 싸울 상대가 없는 상태에 처하게 된다. 따라서 과립구는 싸우지도 못한 채 약 48시간 정도 지나서 죽게 되고, 이 과정에서 다량의 활성산소를 만들어낸다. 그리고 이 활성산소는 체내 곳곳을 공격하면서 각종 점막에 염증을 일으키고, 그 결과로 위궤양, 십이지장궤양, 치질 등이 발병한다. 일을 지나치게 많이 하거나 신경 쓸 일이 많아 스트레스를 받으면 제일 먼저 위궤양으로 인한 속쓰림이 생기는 이유도 바로 여기에 있다.

'스트레스 증가 → 과립구 증가 → 활성산소 증가'가 만들어내는 최악의 결과는 암이다. 이렇게까지 심각한 결과가 아니더라도 과립구의 증가는 곳곳에서 부작용을 만들어낸다. 가장 쉽게는 잠을 못 자거나 늦게까지 깨어 있어 잠이 부족할 경우 얼굴에 뾰루지가 생기는 것 역시 과립구 증가로 유발된 결과이다.

이렇게 본다면 과립구는 분명 우리 몸에 유익한 면역력의 한 요소이지만 스트레스를 많이 받는 상황에서는 오히려 우리 몸에 질병을 일으키는 주요 원인이 된다. '스트레스는 만병의 근원이다'라는 말은 바로 이러한 원리에 의해서 탄생했다고 볼 수 있다.

과립구와 림프구가 균형을 이룰 때

교감신경이 지나치게 활성화되었을 때 그로 인한 부작용에서 우리 몸을 구원해주는 특급 전사가 바로 림프구이다. 림프구는 부교감신경이 활성화되면 증가하기 때문에, 휴식을 취하고 몸을 안정시키면 과도했던 과립구가 감소하고 림프구는 증가하면서 자율신경이 균형을 되찾고 면역력이 다시금 강화된다.

일반적으로 면역과 관련된 질환의 70%가 교감신경이 과도하게 활성화되고 과립구가 증가한 상태에서 발병한다. 그래서 '림프구가 많으면 많을수록 건강해진다'라고 생각할 수 있겠지만, 꼭 그렇지도 않다. 림프구도 지나치게 많으면 우리 몸에 또다른 부작용과 질병을 일으키기 때문이다.

앞에서 면역 관련 질환의 70%가 교감신경이 과도할 때 발생한 다고 했는데, 반대로 20%는 부교감신경이 과도할 때 발생한다. 이때 발생하는 대표적인 질병이 어린이들이 많이 겪는 각종 알레르기 질환이다. 이외에도 기립성 저혈압, 과민대장증후군, 우울증 등이 나타날 수 있다.

결국 교감신경과 부교감신경, 과립구와 림프구가 지속적으로 균형을 이뤄야 '면역력이 높은 상태'를 유지할 수 있는 것이다.

과립구와 림프구의 비율로
알 수 있는 면역력의 비밀

백혈구를 구성하는 과립구와 림프구는 그 구성 비율이 각각 54~62%, 35~41%이지만 아이가 성장하면서 이 구성 비율은 변화한다. 몸만 커지는 것이 아니라 혈액도 함께 성장하기 때문이다. 따라서 각 연령대별로 구성 비율이 변화 양상을 알면 아이의 면역력에 대한 이해를 한층 더 높일 수 있다.

과립구와 림프구의 비율 변화

태아기~출산 직후 아기

아이가 아직 태아였을 적엔 탯줄을 통해서 엄마로부터 혈액을 공급받고 산소도 함께 공급받는다. 이때 산모에게 공급되는 산소가 충분해야 태아가 공급받는 산소도 충분해진다.

출산으로 아이가 세상 밖으로 나오면 허파가 부풀면서 직접 산소를 공급받게 된다. 이때부터 아이의 자체적인 신진대사가 활발하게 진행된다. 하나의 독립된 개체로서 기능하기 시작하는 것이다. 이때 외부 환경이 신생아의 몸에 급격한 스트레스로 작용해 과립구가 갑작스레 늘어나지만 이는 결코 위험한 상황이 아니다. 비록 신생아의 몸은 작고 미숙하지만 이 정도의 외부 자극은 충분히 이겨낼 수 있기 때문이다. 생후 4~5일 정도가 지나면 안정을 되찾는다.

:: 신생아의 백혈구 변화 (단위 : %)

	총백혈구 (평균)	과립구 (평균)	림프구 (평균)
출생 직후	18.1	11.0	5.5
생후 12시간	22.8	15.5	5.5
생후 24시간	18.9	11.5	5.8
생후 1주	12.2	5.5	5.0
생후 2주	11.4	4.5	5.5

출생 후~4세

아이가 놀라운 속도로 성장한다. 이 시기에는 림프구의 비율이 과립구의 비율보다 다소 높지만 신진대사가 활발하기 때문에 별다른 문제는 없다.

5〜15세

이 시기에는 과립구와 림프구의 비율이 엇비슷해진다. 이 말은 곧 림프구가 상대적으로 증가했다는 것을 의미한다. 왜냐하면 성인의 경우 림프구보다 과립구가 좀 더 많기 때문이다.

∷ 면역력이 성장하는 과정

신생아기를 제외하면 아동기에는 백혈구 속에 '림프구'가 더 많다. 15세 정도부터는 '과립구'가 더 많은 '성인형'으로 바뀐다. 따라서 백혈구의 구성이 '성인형'이 되기 전까지 면역력을 충분히 키워두어야 한다.

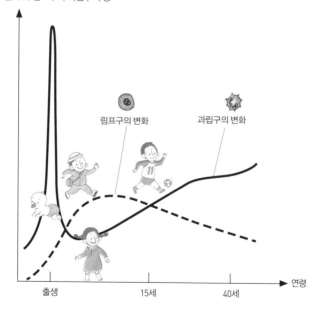

출처 : 후쿠다 미노루·이토 야스오 저, 《부모가 높여주는 내 아이 면역력》, 전나무숲

24

16∼20세

이때부터는 과립구와 림프구의 비율이 60:40 정도로 유지된다.

위의 백혈구 구성 비율의 변화에서 아이의 면역력과 관련해서 주목해야 할 점은 '출생 후부터 15세까지는 과립구보다 림프구가 다소 많다'는 점이다. 그러니 과립구가 더 많아지기 전인 15세 이전에 면역력을 충분히 키워두어야 한다.

이 과정에서 중요한 것이 엄마에게서 만들어지는 초유를 먹는 것, 활발하게 뛰어노는 것이다.

알레르기 질환이 늘어나는 근본 원인

림프구가 많다는 것은 아이의 면역 기능이 미숙한 상태라는 이야기다. 미숙한 면역 기능을 보완하는 데 반드시 필요한 것이 초유다. 초유에는 강력한 살균 효과와 세포 회복을 위한 인자, 근육을 발달시키는 영양분이 충분히 함유되어 있다. 예를 들어 송아지의 경우 태어난 직후에 초유를 먹지 못하면 95%가 세균 감염에 의해서 죽게 된다. 초유의 살균 기능이 이 정도로 강력하다. 즉 초유는 림프구가 과잉 상태인 아이의 면역력을 보완해주는 훌륭한 물질이다.

그다음으로 중요한 것은 뛰어노는 것이다. 림프구가 과잉 상태라는 것은 부교감신경이 다소 활성화되어 있다는 의미이다. 따라서 아이들이 야외에서 활발하게 뛰어놀아 교감신경을 활성화해주면 자율신경이 균형을 이뤄 아무런 문제가 발생하지 않는다.

그런데 만약 위와 정반대의 일이 발생하면 어떨까? 아이가 먹는 초유의 양이 많이 부족하고, 활발하게 몸을 움직이지 않는다면? 당연히 림프구 과잉으로 인해 몸에 이상이 생기고 외부에서 침입하는 물질에 과도하게 반응하는 알레르기 질환으로 고통을 받게 된다.

그런데 아이들의 알레르기 질환이 점점 증가하고 있다. 2023년 1월 경희의료원 디지털헬스센터에서 연구 조사한 결과에 따르면, 2009~2021년에 청소년 84만 명의 데이터를 바탕으로 알레르기 질환 유병률을 분석한 결과 매년 평균 25%씩 증가하는 것으로 분석됐다. 이러한 현상은 어떤 면에서는 이해되지 않을 수 있다. 우리나라는 단기간에 끊임없이 발전하며 선진국으로 향해왔고, 생활의 질은 계속 높아지고 생활환경도 깨끗해졌다. 또 태어난 후 얼마 되지 않은 아기가 죽는 사망률도 현저하게 줄었다. 하지만 유독 알레르기 질환이 계속해서 증가한다는 것은 결국 우리 아이들의 면역력에 빨간불이 들어왔다고 해석할 수밖에 없다.

면역 기능을 형성하는
몸의 주요 기관들

　아이의 면역력과 관련해서 부모들이 가장 많이 오해하는 것이 생활환경에 관한 것이다. 아이를 무조건 깨끗한 환경, 세균이나 바이러스가 전혀 없는 무균 상태에서 키워야 한다고 생각한다. 물론 기본적으로는 맞는 말이다. 더럽고 냄새나는 환경에서는 질병에 걸릴 위험성이 높기 때문이다.

　하지만 지나치게 깨끗한 환경은 오히려 아이의 면역력 강화에 전혀 도움이 되지 않는다. 지나치게 깨끗한 환경에서 자란 아이는 세균이나 바이러스와 접촉할 기회를 아예 차단당해서 면역력을 획득할 기회를 잃어버리기 때문이다.

면역기억을 늘리는 아이의 본능

일반적으로 면역은 '면역기억'을 통해서 자란다. 면역기억이란 세균, 바이러스와 접촉하면서 이를 기억했다가 다시 그 세균이나 바이러스를 만났을 때 더 강하게 반응하는 능력을 말한다. 따라서 과학자들은 '생활환경을 깨끗하게 하는 것은 아이의 면역력 향상과 아무런 관련이 없으며, 오히려 세제나 화장품 등 화학물질의 과도한 사용이 알레르기 반응을 일으킬 수 있다'고 말한다.

아이를 키우면서 청결에 가장 신경 쓰는 시기는 아마 아이가 기어다니면서 주변 사물들을 물고 빠는 시기일 것이다. 성격이 깔끔한 부모일수록 아이가 이런 행동을 하면 큰일이 난 것처럼 놀라서 매일같이 주변의 사물들을 깨끗하게 닦을 테지만, 사실 최소한의 청결 상태만 갖춘다면 이러한 아이의 행동은 면역기억을 늘리는 데 도움이 된다. 아이가 주변의 사물들을 물고 빠는 것보다 더 나쁜 건 화학 세제로 집안 구석구석과 장난감을 닦는 것이다.

면역력을 키우는 몸의 다섯 부위

이와 동시에 아이의 면역력을 키우는 다섯 부위에 주목할 필요가 있다. 이 부위들은 면역 기능을 형성하는 매우 중요한 곳이라 부모가 특별히 더 신경을 써야 한다.

가슴샘

'흉선'이라고도 불리는 이 기관은 가슴뼈의 뒤쪽, 심장과 대동맥의 앞에 위치한 림프 면역기관이다. 면역력에 중요한 T세포를 만들어내며, 14~15세에 가장 커졌다가 조금씩 작아진다. 나이가 들더라도 가슴샘이 정상적으로 작동하면 계속해서 새로운 T세포를 만들 수 있다. 새로운 T세포가 만들어지지 않으면 각종 질병과 암에 걸릴 수 있는 만큼 가슴샘은 면역력에 아주 중요하다.

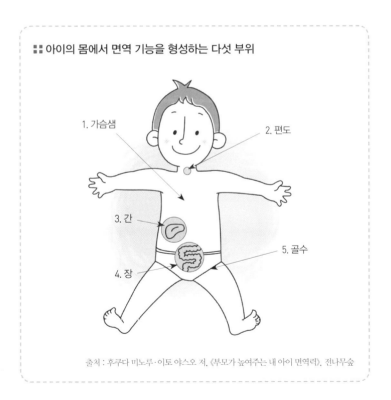

:: 아이의 몸에서 면역 기능을 형성하는 다섯 부위

1. 가슴샘
2. 편도
3. 간
4. 장
5. 골수

출처 : 후쿠다 미노루·이토 야스오 저, 《부모가 높여주는 내 아이 면역력》, 전나무숲

편도

우리 몸의 입구라 할 수 있는 코와 입 안쪽에 있는 기관으로, 병원균과 싸워서 우리 몸을 지켜주는 기관이다. 가장 앞장서서 병원균과 싸우기 때문에 약해지는 경우가 많고, 감염되어 염증이 발생하기도 한다. 감기에 걸리면 가장 먼저 따끔거리고 빨개진다. 다만 충분한 휴식을 취하면 빠르게 회복된다.

아기는 젖을 빨 때 편도를 최대한 활용한다. 이때 코로 숨을 쉬면서 편도가 최대한 자극되는데, 이런 자극은 면역력을 강화하는 계기가 된다. 다만 아이의 면역력이 약해지면 이 부위가 약해질 수 있다.

간

두말할 필요 없이 인체의 면역력에서 매우 중요한 기관이다. 몸 곳곳에 산소와 영양분을 공급하는 혈액 순환 시스템이자, 면역세포가 지나는 통로로서 노폐물이 빠져나가는 림프 순환 시스템이다. 간이 제대로 작동하지 않으면 호르몬 생산에 큰 문제가 생겨 면역력이 약화될 수밖에 없다.

골수

골수는 뼈의 안쪽 공간에 위치한 부드러운 조직으로 적혈구, 백혈구, 혈소판과 같은 혈액세포를 만들어내는 조혈 기관이다. 과립구와 적혈구도 여기에서 생성된다.

　아기일 때는 충분히 기어다녀야 등뼈가 단련되고 골수가 활성화되면서 면역력이 강해진다. 그런 점에서 너무 일찍 걷기를 훈련시킬 필요가 없다. 그 대신 아이가 집 안에서 마음껏 기어다닐 수 있도록 공간을 확보해주는 것이 면역력 강화에 더 도움이 된다.

장

　'면역력의 핵심'으로 불리는 기관이다. 면역세포의 70~80%가 존재하며 미생물이나 각종 독소가 혈액으로 스며드는 것을 막아준다. 장이 좋지 않으면 인체 전반의 활력이 떨어지고 건강도 악화될 수 있다. 어려서부터 장 건강만 제대로 지켜준다면 면역력의 상당수는 보장된다고 해도 과언이 아니다.

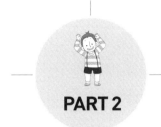

PART 2

내 아이 면역력 상태,
어떻게 알 수 있을까?

인간의 몸은 하나의 거대한 신호체계나 다름없다. 표정, 안색, 기분, 호흡 상태, 자세, 밥을 먹는 모습 등 모든 것이 건강을 나타내주기 때문이다. 체온, 변의 색깔도 현재의 건강 상태에 관한 중요한 정보를 알려준다. 아이들의 면역력 상태 역시 이 신호들을 제대로 관찰함으로써 파악할 수 있다. 아이의 면역력 상태를 파악할 수 있는 구체적인 신호와 기준을 알아둔다면 부모는 아이를 살피면서 면역력을 챙길 수 있게 된다. 시금부터 말하는 8가지 기준을 통해 내 아이의 면역력 상태를 체크해보자.

면역력 상태를
체크하는 8가지 기준

아이의 면역력 관리는 부모의 '관찰'에서 시작된다. 물론 부모들은 늘 아이를 면밀하게 관찰한다고 생각하지만 그냥 눈으로 보는 것과 특정한 기준을 가지고 아이를 자세하게 살피는 것은 차이가 크다.

아이의 면역력 상태, 즉 건강 상태를 체크하는 것도 마찬가지다. 특정 기준을 가지고 관찰하는 것은 좀 더 정확하게 아이의 건강 상태를 판단하려는 이유도 있지만, 돌발 상황에 대처하거나 병원에 갔을 때 아이의 상태를 정확하게 의사에게 알려주기 위해서도 꼭 필요한 일이다. 예를 들어 언제부터 이상징후가 있었는지, 식사는 잘하는지, 심리적인 문제는 없는지, 평소 체온은 어땠는지를 의사에게 알려주어야 보다 정확한 진단이 가능하다. 그렇지 않으면 의

사는 현재 상태만 가지고 판단하기 때문에 정확히 진단하는 데 한계가 있다.

그러니 다음의 기준을 머릿속에 담고 평소 아이를 관찰하자.

면역력 체크 리스트 1 _ 체온

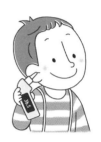

아이의 면역력을 체크할 때 가장 먼저 신경 써야 할 부분은 체온이다. 아이는 체온을 조절하는 중추가 아직 미숙해서 체온 조절 기능이 약하고, 때때로 고열에 시달릴 수 있기 때문이다.

체온을 체크할 때는 평균체온을 참고한다. 우리는 평균체온을 36.5℃로 알고 있는데, 평균체온은 사람마다 다르고 나이에 따라 다르다. 나이에 따른 평균체온은 다음과 같다.

- 생후 12개월 미만의 영아 : 37.5℃ 이하
- 1세～3세 : 37.2℃
- 3세～5세 : 37℃
- 7세～성인 : 36.6～37℃

이 기준에서 1℃ 이내로 체온이 높아지는 것은 괜찮지만, 그 이상 높아지면 미열로 판단하고, 체온이 40℃ 이상이면 긴급 상태인 고열로 봐야 한다.

　아이의 평균체온을 정확히 알고 싶다면 하루에 세 번(아침-점심-저녁) 측정하고, 만약 야외활동을 했다면 안정을 취한 뒤 30분 이후에 재는 것이 좋다. 이렇게 해서 약 일주일 정도 측정하면 '아이의 평균체온'을 알아낼 수 있다.

　만약 어느 날 아이의 체온이 평균체온보다 조금 낮다면 '현재 신진대사가 활발하지 않으니 활동량을 늘리고 충분한 영양을 보충해야 한다'는 신호로 받아들여야 한다. 체온은 인체의 항상성을 보여주는 가장 대표적인 기준이므로 일단 체온에 변화가 있다면 신체적인 변화도 있다고 봐야 한다.

　아이들의 체온을 오르내리게 하는 가장 큰 요인은 감기다. 아이들은 감기에 걸리는 일이 일상적인데 2세까지는 1년에 8회, 2~6세는 6회, 6세 이상은 4회 정도 감기에 걸리면 그다지 걱정할 일은 아니다. 다만 이 횟수 이상으로 감기에 자주 걸린다면 허약한 체질은 아닌지 살펴야 한다.

면역력 체크 리스트 2 _ 호흡

　호흡은 신체적·정신적 상태를 빠르게 파악할 수 있는 중요한 기준이다. 어른들도 화가 나거나 기력이 없으면 호흡이 달라지는데, 아이들은 어른들보다 호흡의 변화가 더 민감하게 이루어진다.

아이들의 호흡을 체크할 때는 두 가지를 유심히 봐야 한다.

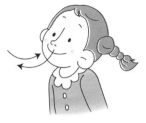

하나는, 호흡이 지나치게 빠르고 얕은지이다. 이는 정신적인 스트레스가 심하거나 체력에 문제가 있을 때 생기는 증상이다. 이때 손을 이마에 대보면 열이 좀 올라 있음을 느낄 것이다.

또 하나 살펴야 할 것은 아이가 호흡을 코로 하는지, 아니면 입으로 하는지이다. 코로 하는 호흡이 가장 정상적이다. 입으로 호흡을 하면 각종 먼지, 세균, 바이러스가 필터링 없이 그대로 아이의 몸속으로 들어온다고 봐야 한다. 그러면 당연히 면역력이 떨어져서 각종 잔병치레를 하게 된다.

면역력 체크 리스트 3 _ 기분

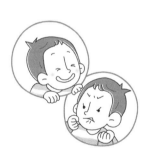

아이는 자신의 몸 상태를 정확하게 말로 표현하지 못하기 때문에 표정이나 칭얼거림으로 대신한다. 부모는 아이의 이런 신호를 잘 살펴서 특별한 이유 없이 보채거나 짜증을 내거나 자주 얼굴을 찡그리면 아이의 몸에 문제가 있다고 판단해야 한다. 특히 보육기관에 다니거나 초등학교에 입학한 아이의 경우 새로운 학기가 시작될 때 좀 더 신경을 써야 한다. 정신적인 스트레스를 받을 수 있는 상황에 놓이기 쉽기 때문이다.

면역력 체크 리스트 4 _ 안색과 혀의 색

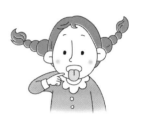

안색, 즉 얼굴빛은 몸의 작은 변화까지 반영하기 때문에 최소 하루에 한 번 정도는 안색을 유심히 살펴볼 필요가 있다. 생활의 변화가 없는 상태에서 평소보다 안색이 하얗다면 이상징후를 의심해봐야 한다. 반대로, 안색이 좀 더 붉어진 것도 그냥 넘어가서는 안 된다. 또 아이들은 스트레스를 받으면 안색이 맑지 못하다. 이럴 때는 아이와 적극적으로 대화를 해서 마음에 문제가 있는 것은 아닌지를 파악해야 한다.

혀도 건강을 나타내는 중요한 지표가 될 수 있다. 가장 정상적인 혀의 상태는 붉고 촉촉한 혀다. 혀에 하얗게 설태가 끼어 있다든지, 돌기 같은 것이 생긴다면 건강 이상을 의심해봐야 한다.

아이가 식욕이 없는 것처럼 느껴진다면 반드시 혀의 색깔을 확인해야 한다. 혀에서 느껴지는 작은 통증 때문에 밥을 잘 먹지 못할 수도 있기 때문이다.

혀는 아이들이 자주 걸리는 수족구병, 구내염을 짐작할 수 있도록 해준다. 만약 인후결막염이 있는 경우에는 눈이 충혈되기도 하니 안과 치료를 병행해야 한다.

면역력 체크 리스트 5 _ 식사량

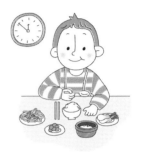

식사량은 아이의 건강 상태를 알 수 있는 중요한 기준 중 하나이다. 부모가 집에서 함께 식사를 하면 바로 식사량을 알 수 있지만, 학교에서 급식을 먹을 경우엔 식사량을 확인할 수 없으니 아이가 학교에서 돌아오면 "오늘 밥은 잘 먹었니?"라고 반드시 물어봐야 한다. 이는 단순한 인사말이 아니라 식사량을 체크하는 중요한 방법이다. 아이가 별다른 기색 없이 맛있게, 충분히 먹었다고 하면 안심해도 되지만, 혹시 입맛이 없었다거나 중간에 먹다가 남겼다고 하면 그 이유를 꼭 물어봐야 한다. 무엇보다 식사량은 기분이나 몸 상태를 민감하게 반영하기 때문이다. 특히 친구와 문제가 있거나, 학교에서 좋지 않은 일이 있을 때는 식사량이 줄어들 수 있다.

아이의 평소 식사 습관을 체크할 때는 양쪽 치아로 골고루 씹는지도 확인해야 한다. 만약 한쪽으로만 씹는다면 충치 문제가 있을 수 있고, 이런 습관이 고착화되면 턱의 발달이 제대로 이뤄지지 않을 수 있다.

면역력 체크 리스트 6 _ 수면

면역력을 유지하고 강화하는 측면에서 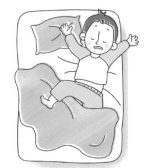 수면은 아무리 강조해도 이상하지 않을 정도로 중요한 습관이다. 그러니 아이의 수면 상태를 수시로 체크해야 한다.

우선 충분히 자는지를 본다. 밤 9시면 잠들어서 다음날 6시까지, 하루에 최소 8~9시간 정도는 충분히 자야 한다. 만약 이 수면 시간이 지켜지지 않는다면 그 원인을 찾아서 바로잡아주어야 한다.

또 잘 때 너무 한쪽 옆으로 누워 자는지도 살펴봐야 한다. 몸을 이리저리 뒤척이지 않고 한쪽 옆으로만 누워서 자면 신체의 균형적인 발달에 문제가 생길 수 있기 때문이다.

아이가 자고 있을 때 코 아래에 손을 살짝 대서 코로 제대로 숨을 쉬는지도 봐야 한다. 코로 숨쉬기가 힘들어지면 입으로 숨을 쉬게 되는데, 이는 코골이를 유발하고 때로는 수면무호흡증후군으로 이어질 수 있다. 그러면 폐와 심장에도 무리가 가면서 합병증이 생길 수 있으니 이런 증상이 있다면 반드시 병원을 찾아 상담을 해야 한다.

면역력 체크 리스트 7 _ 변 상태

변을 관찰하면 소화 정도와 소화기의 상태를 파악할 수 있다. 아직 기저귀를 차는 어린 아이라면 기저귀를 갈면서 변을 확인할 수 있는데 변이 무르거나 설사를 했다면 문제가 있다고 보고 원인을 찾아야 한다.

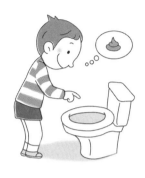

그런데 아이가 기저귀를 떼고 혼자 변기에서 변을 보기 시작하면 일일이 부모가 확인하기가 쉽지 않다. 따라서 변을 다 보면 반드시 부모를 부르도록 아이에게 일러두고, 변기물을 내리기 전에 변 상태를 확인해야 한다. 식이섬유를 충분히 섭취하는 아이라면 황금빛의 단단한 변을 눌 것이다. 부모만 확인하고 끝내는 것이 아니라 변 상태를 아이에게도 알려준 뒤 "변 색깔이 아주 좋네. 오늘도 잘했어!"라고 칭찬해주기를 권한다. 그러면 아이도 자신의 변 상태를 관찰하는 습관을 들일 수 있다.

주의 깊게 봐야 할 것은 변비이다. 특히 채소를 먹기 싫어하는 아이들에게 변비가 생길 수 있으니 먹는 것에 특별히 신경 써야 한다. 그리고 어렸을 때부터 변비가 습관화되면 어른이 되어서도 고생할 수 있으니 아침 일정 시간에 변을 볼 수 있도록 배변 습관을 길러주어야 한다.

면역력 체크 리스트 8 _ 자세

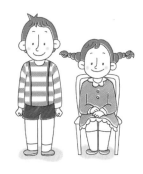

아이의 자세 역시 면역력과 직접적인 관련이 있다. 척추가 휘지 않고 바로 서 있으면 허리가 안정되어 통증이 생기지 않고, 척추와 골반 주변의 부교감신경이 적절하게 자극받아서 면역력을 균형 있게 강화할 수 있다.

아이가 서 있을 때는 좌우 몸의 균형을 봐야 한다. 한쪽으로 기울었다면 이는 전신의 문제와 연결이 된다. 앉아 있을 때 팔꿈치로 몸을 기대 한쪽으로만 몸을 기울인다든지, 다리를 꼬지는 않는지도 확인할 필요가 있다. 이런 자세는 어른이 되어서도 몸의 불균형을 초래하기 때문이다.

요즘 아이들은 스마트폰과 패드, 그리고 컴퓨터를 사용하느라 자세가 좋지 못하다. 스마트폰 화면에 몰두해 목을 길게 빼고 앉거나, 소파에 드러눕듯이 앉아서 장시간 스마트 기기들을 사용할 수도 있다. 이런 자세로 생활하면 단기간에 반드시 문제가 생긴다.

잘못된 자세를 바로잡는 것은 여간 힘든 일이 아니다. 습관화된 자세는 일시적이나마 편안함을 주기 때문에 더 악화될 수 있다. 그러니 '자세의 균형은 곧 면역력의 균형'이라는 생각으로 어렸을 때 바로잡아주자.

이제까지 언급한 기준들 이외에도 살펴야 할 기준들이 있다. 피부 상태와 기침 여부다. 또 정기적으로 체중을 재서 그 변화의 추이도 살펴야 한다. 너무 빠른 속도로 살이 빠지거나 찌면 비정상적인 변화라고 할 수 있다.

부모는 단순히 아이를 양육하는 사람이 아닌, 가장 가까이에서 건강과 면역력의 상태를 파악할 수 있는 '주치의'이기도 하다. 주치의가 얼마나 세심하고 정확하게 판단하는지에 따라 아이의 면역력이 좌우된다는 사명감으로 평소에 아이를 잘 관찰하자.

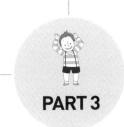

PART 3

내 아이의
면역력을 높여줄 식습관

인간은 음식을 통해서 생존을 위한 영양분과 에너지를 얻도록 되어 있지만 요즘에는 음식 때문에 면역력이 약해지고 병이 드는 경우가 종종 있다. 먹기 편한 음식, 입안에서 살살 녹는 달콤한 디저트… 안타깝게도 이런 음식들이 아이의 면역력에 상처를 내고 후유증을 남긴다. '어떤 것을 먹느냐'만큼 '어떻게 먹는가'도 매우 중요하다. 진수성찬도 혼자 쓸쓸하게 먹으면 영양분을 충분히 흡수하지 못하고, 면역력 강화에도 별반 도움이 되지 않는다. 따라서 가족이 둘러앉아서 밥을 먹는 화목한 분위기에도 신경을 써야 한다. 그래야 아이들은 식사 시간을 즐겁게 받아들이는 것은 물론 골고루 먹어 영양분을 충분히 흡수하고 면역력도 쑥쑥 키워갈 수 있다.

현미 섞어 지은 밥에 채소 반찬

　과거에는 '7세 이전에는 잡곡밥을 먹이지 말고 흰 쌀밥을 먹여야 한다'는 말이 있었다. 소화 능력이 떨어지기 때문에 잡곡밥을 먹으면 복통이나 설사를 할 수 있다는 이유 때문이었다. 이 말은 공영방송의 한 프로그램에 출연한 전문가가 한 말이기에 아무런 의심 없이 받아들여졌다.

　하지만 이는 정확한 정보가 아니다. 소화 능력이 떨어지는 극히 일부 아이들은 잡곡밥이 해가 될 수 있지만, 그렇지 않은 아이들은 오히려 어릴 때부터 잡곡밥을 먹어야 더 건강해질 수 있다는 것이 과학적 의견이다.

몸을 따뜻하게 하는 현미

특히 현미는 비타민E, 비타민B군, 철, 칼슘과 같은 영양소가 매우 풍부한 잡곡이다. 게다가 현미 속에 다량으로 함유된 식이섬유는 아이들의 면역력 강화에 필수다. 아이가 허약 체질이거나 병치레가 잦다면 현미가 좋은 대안이 될 수 있다.

현미에 들어 있는 영양소들과 그 효능은 다음과 같다.

● **식이섬유** : 백미에 비해 6배나 많기 때문에 소화는 물론 건강한 배변 활동을 도와준다.

● **철분** : 소아빈혈을 예방하는 데 반드시 필요한 영양소이다.

● **비타민E** : 항산화 성분으로, 호흡기의 점막 염증을 예방하고 천식, 비염 등의 알레르기 치료에 도움이 된다.

● **비타민B군** : 성장기 어린이에게 꼭 필요한 영양소로, 식욕을 증진하고 성장을 촉진하고 혈액 순환을 개선한다.

● **칼슘** : 골격의 형성과 뼈 건강에 직접적인 영향을 미친다.

현미는 체력 증강에도 좋으며, 몸을 따뜻하게 해주는 성질이 있어 면역력 강화 효과도 있다.

물론 처음부터 100% 현미밥을 먹기는 힘들 것이다. 그럴 때는 백미에 현미를 50% 혹은 30%만 섞어서 먹어도 충분하다.

현미밥과 채소 반찬을 함께 먹으면 더 좋다. 버섯류, 해조류, 콩류 등을 함께 섭취하면 장 기능이 활성화되며, 이 또한 면역력을 강화하는 최고의 방법 중 하나라고 볼 수 있다.

씹는 과정에서 부교감신경도 자극

현미는 백미보다 더 꼭꼭 씹어야 하는데, 바로 여기에 두 가지 장점이 있다. 하나는 잘 씹는 것 자체가 면역력에 큰 도움이 된다는 점이다. 또 현미는 충분히 씹어야 하기 때문에 식사를 천천히 할 수 있도록 유도한다. 이러한 식습관은 아이들의 현재뿐만 아니라 미래의 건강에도 큰 도움이 된다.

2022년 고려대학교 안산병원에서 한국인 8,700명의 식사 시간을 조사했다. 그 결과 90%가 15분 안에 허겁지겁 식사를 하는 것으로 나타났다. 문제는 이렇게 빨리 먹으면 과식을 하게 되어 비만과 당뇨병 등 각종 대사 질환에 걸릴 위험성이 높아진다. 강원대학교가 조사한 바에 의하면 식사 시간은 비만과 당뇨병은 물론이고 이상지질혈증(고지혈증), 지방간, 뇌졸중, 뇌혈관질환의 발병에도 크게 관여하는 것으로 나타났다.

현미를 꼭꼭 씹어 먹게 되면 뇌를 자극하는 효과도 있다. 씹는 과정 자체가 대뇌피질을 자극하고 뇌로 가는 혈류를 늘리기 때문에 뇌에 충분한 산소와 영양소를 공급할 수 있다. 또 부교감신경이 동시에 자극되어 면역력도 자연스럽게 강화된다.

사실 성인이 되어서 갑자기 현미밥을 먹으려고 하면 여간 힘든 일이 아니다. 그러나 어렸을 때부터 현미밥에 맛을 들이면 커서도 무리없이 현미밥을 먹을 수 있고, 어렸을 때 배운 이러한 식습관으로 평생 건강하게 살 수 있을 것이다.

씹으면 씹을수록
면역력이 강해진다

　식사를 할 때 음식을 씹어서 먹는 저작활동은 생각보다 훨씬 더 우리 몸에 이롭다. 뇌 발달은 물론, '만병의 근원'이라고 할 수 있는 활성산소 제거에도 도움이 된다. 만약 어려서부터 습관적으로 음식을 건성으로 씹어 삼키면 나이가 들수록 더 잘 씹지 않게 되고, 그 결과 건강에 이상이 생긴다.

　대부분의 아이들이 식사를 할 때 음식을 다 씹기도 전에 꿀꺽 삼킨다. 인간은 본능적으로 입에 음식이 들어오면 씹게 되어 있음에도 불구하고 아이들이 잘 씹지 않는 이유는 네 가지로 정리할 수 있다.

　첫째, 먹기 싫은 음식이 있다는 것에 대한 표현일 수 있다. 부모가 특정 음식을 너무 강요하면 이런 일이 발생한다.

둘째, 스마트폰이나 TV를 보면서 밥을 먹을 때도 잘 씹지 않는데, 시청하는 영상에 너무 집중하느라 씹는 것을 잊어버리기 때문이다.

셋째, 비염과 축농증 등 코와 호흡기에 문제가 있기 때문이다. 이런 경우에는 음식을 씹는 것 자체가 불편해서 의도적으로 잘 씹지 않게 된다.

넷째, 요즘의 식생활 환경의 영향 때문이기도 하다. 지나치게 부드러운 음식이 많다 보니 대충만 씹어도 삼키는 데는 문제가 없는 경우가 많고, 그렇다 보니 굳이 씹어야 할 필요성을 느끼지 않는 것이다.

기억력, 인지능력, 판단력, 집중력까지 높아져

씹지 않는 습관이 굳혀지면 일단 건강에 문제가 생긴다. 우리가 음식을 씹을 때 분비되는 침에는 각종 질병을 예방할 수 있는 '페록시다아제'라는 효소가 있다. 이 물질은 활성산소를 제거할 뿐만 아니라 심근경색, 당뇨병, 뇌졸중을 예방하는 효능이 있다. 따라서 잘 씹지 않으면 침의 분비량이 줄어서 활성산소 제거 능력도 떨어지게 된다.

잘 씹지 않을 때 생기는 또 다른 문제는 영양의 흡수력 저하다. 음식을 잘 씹어서 먹으면 음식물이 잘게 부서져 소화가 잘되고 영

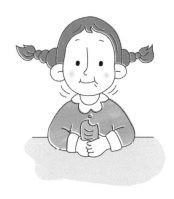

양 흡수도 충분히 이루어지지만, 덜 씹어서 음식물이 덜 부서지면 소화가 잘되지 않고 영양도 충분히 흡수하지 못한다.

음식을 잘 씹으면 뇌 발달에도 큰 도움을 얻을 수 있다. 치아와 뇌에는 말초신경과 중추신경을 연결하는 신경 네트워크가 있다. 그래서 음식을 잘 씹으면 아래턱 운동이 활발해지면서 대뇌피질을 자극하고 뇌의 혈류량이 늘어난다. 그 결과 뇌가 활성화되고 미각과 후각이 더욱 자극되면서 반사신경이 발달하고 기억력, 인지능력, 판단력, 집중력이 높아진다. 또 혈당이 오르면서 배가 부르다는 신호를 보내고, 이로 인해 비만을 예방할 수 있다.

살펴봤듯, 아이들이 음식을 제대로 씹어 먹으면 전반적으로 건강이 좋아지는 것은 물론, 뇌 발달이 촉진되고, 면역력 향상도 꾀할 수 있다.

아이의 면역력에
독이 되는 간식들

아이들이 간식 삼아 쉽게 먹는 것이 과자와 탄산음료다. 가격이 그리 비싸지 않을 뿐더러 동네 슈퍼나 편의점에서 얼마든지 구할 수 있기 때문이다. 그런데 이런 간식은 아이들의 면역력에 매우 좋지 않은 영향을 미친다.

설탕과 카페인 투성이 탄산음료

탄산음료에는 설탕이 다량 들어 있다. 세계보건기구(WHO)가 권고하는 어린이의 하루 당분 섭취량은 35g 이하이다. 그런데 탄산음료 250ml 한 캔에는 당분이 적게는 20g에서 많게는 32g 이상이 들어 있다. 1캔만 마셔도 하루 권장량에 육박한다.

탄산음료에는 카페인도 들어 있는데, 아이들은 카페인에 더 민감해 조금만 섭취해도 어지럼증, 가슴 두근거림, 신경과민 등 즉각적인 이상 증상이 나타난다.

탄산음료 속 설탕과 카페인은 칼슘의 자연스러운 섭취를 방해해 성장을 저해하기도 한다. 또 숙면을 방해해 성장과 발육에 좋지 않은 영향을 미치고, 소아당뇨와 비만을 유발할 수 있다.

탄산음료와 함께 먹는 달디 단 디저트

아이들은 탄산음료를 마실 때 보통 빵이나 케이크와 함께 먹곤 한다. 이는 당분의 폭증을 불러일으키는 최악의 간식 조합이라고 할 수 있다. 단 음식을 많이 먹으면 순간적으로 부교감신경이 우세해지면서 교감신경과 부교감신경의 균형이 크게 흔들리고 신체적·정신적으로 부정적인 영향을 받을 수밖에 없다. 몸이 나른해지고, 때로는 무기력한 불쾌 증상을 느낀다.

요즘 아이들에게는 '단 음식＝맛있는 음식'이라는 등식이 성립되어 있다. TV에서나 유튜브에서 많은 출연자들이 단 음식을 먹으면서 "맛있다"는 표현을 쓰고, 아이들은 이를 무의식적으로 받아들이는 경향이 있다. 단 음식을 아예 안 먹을 수는 없으니 섭취량을 최소화할 수 있도록 유도할 필요가 있다.

트랜스지방으로 만든 과자

청량음료와 함께 최악의 간식으로 꼽히는 것이 과자다. 아이들에게서 과자를 금지하는 것은 고통을 주는 것과 같겠지만 과자를 마음껏 먹게 두는 것은 더 큰 육체적 고통을 안겨주는 것이나 다름없다.

과자의 가장 큰 문제는 트랜스지방이다. 트랜스지방은 자연에 존재하는 것이 아니라 인공적으로 만들어진 지방으로, 혈관에 쌓이면 각종 혈관 질환을 일으키고 인체의 면역력에 직접적인 타격을 가하는 최악의 지방이다. 물론 제품의 성분 표시에는 트랜스지방의 양이 '0g'으로 표시되어 있다. 하지만 규정상 0.2g 이하라면 0g으로 표시할 수 있게 되어 있기에 과자를 많이 먹을수록 당연히 트랜스지방의 섭취량이 늘어날 수밖에 없다.

또 과자에는 화학 식품첨가물이 매우 많이 들어간다. 이는 정상적인 호르몬 분비 시스템을 방해하고 정서 불안을 촉진하거나 지능 발달을 저해할 수 있다.

자주 마시는 찬물, 찬 음료수

찬물을 자주 마시는 것도 주의해야 한다. 따뜻하거나 미지근한 물보다는 찬물이 갈증 해소에 더 도움이 된다고 여기는데, 이것은 느껴지는 감각일 뿐 실제로는 몸에 좋지 않다. 찬물이 몸속에 들어가 내장을 빠르게 차갑게 만들고, 인체는 다시 내장을 따뜻하게 만들려고 혈류를 급격하게 늘린다. 그 결과 몸이 무기력해지고 나른해지면서 아이들은 배가 아픈 경험을 하게 된다.

또 찬물은 자율신경을 과하게 자극하고 신장을 무리하게 만든다. 차가운 음료수에 얼음까지 넣어 먹는 경우도 많은데 건강에 매우 좋지 않다.

나쁜 간식들의 강한 유혹에서 벗어나게 하는 법

이미 탄산음료와 디저트, 과자, 그리고 찬물에 익숙한 아이들에게 갑자기 이를 금지하는 것은 쉽지 않다. 이럴 때는 식탁 위에 과자를 한가득 올려둔다거나 냉장고에 늘 탄산음료를 넣어두는 일을 자제하는 등 집에서만큼은 이런 간식을 접할 수 있는 기회를 줄여야 한다.

또 과자를 주어야 할 때면 한 봉지를 통째로 주는 것이 아니라 소량만 담아서 주고, 탄산음료 역시 컵에 따라주어 섭취량을 줄이도록 해야 한다.

아이가 찬물이나 찬 음료수를 원할 때는 얼음 수를 줄여 물의 온도를 높일 수 있다. 또 평소에 갈증이 갑작스레 들지 않도록 물을 수시로 조금씩 마시게 하면 찬물이나 찬 음료수로 갈증을 해소하려는 욕구를 줄일 수 있다.

　웬만하면 가정에 얼음 정수기를 설치하지 않는 것도 한 방법이다. 찬물이나 찬 음료수는 어른에게도 좋지 않으니, 온 가족이 함께 찬물이나 찬 음료수를 멀리하면 가족의 면역력을 동시에 지킬 수 있을 것이다.

혼자서 먹으면
면역력이 자라지 않는다

요즘에는 혼자서 식사를 하는 사람들이 많은데, 아이가 혼자 밥을 먹으면 부모 입장에서는 대견하게 생각되겠지만 혼밥은 성인과 아이 가릴 것 없이 신체 건강과 정서에 악영향을 미친다.

혼자 하는 식사의 불리한 점

2023년 3월 〈한국사회복지학〉 최신호에는 '혼밥이 아동·청소년의 행복감에 미치는 영향'에 관한 논문이 실렸다. 이는 전국의 11～17세 청소년 중 평일 이틀간 6끼 식사를 모두 먹은 570명을 대상으로 식사 데이터를 분석한 결과이다.* 응답자들은 '혼자서

---

* 이보라, '혼밥 잦아질수록 아이 행복감 떨어진다', 아시아경제, 2023년 3월 14일
  https://www.asiae.co.kr/article/2023031416054179199dir/2020/09/23/2020092302676.html

밥을 먹으며 매우 행복했다(10점)', '전혀 행복하지 않았다(0점)' 사이의 점수를 선택했다. 그 결과 혼밥을 하지 않은 아이의 평균 행복감은 7.14점인 데 비해 1회의 혼밥을 한 아이는 7.01로 떨어졌고, 2회의 혼밥을 한 아이의 행복감은 6.60점으로 떨어졌다. 즉 혼밥의 횟수가 늘어날수록 행복감이 떨어진다는 이야기다. 이는 아이들이 외로움을 느끼기 때문인 것으로 풀이된다. 가족과 함께 즐거운 분위기에서 맛있게 음식을 먹는 것은 정서적으로 만족감을 준다.

그런데 놀라운 점은 빈곤한 가정의 아이가 혼밥을 할 때와 빈곤하지 않은 아이가 혼밥을 할 때의 차이이다. 빈곤하지 않은 아이가 갑자기 혼밥을 하면 평소 혼밥을 하던 빈곤한 아이보다 행복감이 더 크게 떨어졌다.

혼밥은 영양 섭취 면에서도 매우 불리한 식사법이다. 어른도 혼밥을 하면 그렇지 않은 사람에 비해 총에너지 섭취량, 단백질 섭취

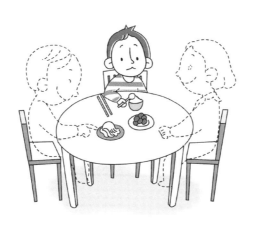

율, 철분과 일부 비타민B군의 섭취량이 떨어졌다. 그 이유는 균형 잡힌 식단으로 식사를 하기보다는 자신의 입맛에 따라 먹기 때문이다. 또 혼자 먹으면 함께 먹는 것보다 식사 시간이 더 길어지고 식사량도 많아진다. 혼자 식사하는 남성은 탄수화물의 섭취 비율이 높고, 여성은 당화혈색소가 높아진 결과도 있었다.

부모와 함께하는 즐거운 식사 시간

아이들이 혼자 밥을 먹으면 자신이 좋아하는 음식만 먹을 가능성이 크다. 몸에 해로운 음식에 대한 경각심도 부족하고, 먹지 말아야 할 음식에 대한 자제력도 떨어지기 때문이다.

그런데 부모와 함께 식사를 한다고 해서 무조건 행복한 식사라고 할 수는 없다. 예를 들어 부모가 "꼭꼭 씹어 먹어야지", "젓가락 똑바로 쥐라니까"처럼 과도하게 식사 습관을 지적하거나 "요즘 학교 생활은 어때?", "시험 공부는 열심히 하고 있니?"와 같은 말들로 아이에게 심리적 부담을 줄 경우에는 식사 시간이 아닌, 부모에게 혼나는 듯한 시간이 될 수밖에 없다. 따라서 이런 대화들은 식사 시간이 아닌 평상시에 해야 하며, 식사 습관을 지적하는 일도 식사 후에 할 필요가 있다. 결과적으로 부모와 함께 즐거운 분위기에서 식사를 해야만 영양도 충분히 섭취할 수 있고 행복감을 느끼면서 동시에 면역력도 강화할 수 있다.

이유식을 서두르면
안 되는 이유

산모라면 모유 수유의 중요성을 누구보다 잘 알고 있다.

일단, 모유는 산모가 아이에게 줄 수 있는 완벽한 건강식품이다. 세계보건기구(WHO)는, 아이가 출생한 후 첫 1시간 내에 주는 초유가 신생아의 성장에 매우 중요한 조건이라고 본다. 또 생후 6개월까지는 이유식을 먹이지 않는 '완전 모유 수유'를 하고 최대 생후 2년까지 모유를 계속 먹일 것을 권장하고 있다.

아기와 산모 모두에게 좋은 모유 수유

모유 수유의 장점은 한두 가지가 아니다. 소화를 촉진하고 비만을 예방하는 것은 물론 각종 감염 및 알레르기를 막아주고, IQ와

EQ의 발달을 촉진한다. 또 충치와 중이염을 예방해준다.

모유 수유는 산모에게도 좋다. 산후 우울증과 회복에 도움이 되고, 체중을 감소시키고, 골다공증·자궁암·유방암의 예방 효과까지 있다. 아이만 도움을 얻는 것이 아니라 산모도 함께 도움을 얻는 것이 모유 수유인 것이다.

무엇보다 중요한 짐은 엄마와 아이 사이에 신뢰성과 유대감이 쌓인다는 점이다. 아이는 엄마의 품에 안겨서 안정감을 느끼고, 양육자의 사랑을 온몸으로 체득하게 된다. 결국 모유 수유는 아이의 신체적·정서적 상태를 건강하게 유지해주는 최고의 방법이다.

그러면 이유식은 언제부터 하는 게 좋을까? 대부분의 부모들이 생후 4~6개월 즈음 아기 체중이 6~7kg 정도 되면 이유식을 시작하려고 한다. 그러나 이유식은 서두를 필요가 없으며, 아이가 스스로 완전히 젖을 뗄 때까지 기다려주는 것이 현명하다.

사실 섣불리 모유 수유를 중단하고 이유식을 너무 급하게 시작하면 장이 충분히 발달하지 못한 아이의 몸은 면역력 형성에 오히려 방해를 받는다. 주변 엄마들의 "우리 아이는 벌써 이유식을 시작했다"는 자랑에 흔들릴 필요가 없는 것이다. 부모가 재촉하지 않아도 아이는 결국 젖을 뗄 것이니 그 전까지는 모유를 통해 충분히 면역력을 키워줄 필요가 있다.

PART 4

내 아이의
면역력을 높여줄 생활습관

유전적인 요인을 제외하면, 사람이 겪게 되는 모든 질병은 '생활습관'에서 비롯된다. 아이의 평생 면역력도 당연히 생활습관이 좌우한다. 그런데 한번 굳어진 생활습관은 여간해서는 바꾸기 쉽지 않다. 그래서 아직 습관이 완전히 정착되지 않은 어린 시절에 생활습관을 바르게 잡아나가는 것이 매우 중요하다. 하지만 부모가 이를 도와주지 않으면 아이 혼자서 건강한 생활습관을 형성해나가기기는 쉽지 않다. 잘 자고, 잘 먹고, 꾸준히 운동하는 것만으로도 면역력은 강화되지만, 늘 웃으면서 지내거나 몸을 따뜻하게 하는 것, 매일 피부를 자극하는 마사지 등을 병행한다면 아이의 면역력은 더 강해질 것이다.

아이를
활짝 웃게 한다

웃음이라는 것은 참으로 신기한 인체의 작용이다. 웃음은 기분을 즐겁게 만들고, 신체 건강에까지 영향을 미친다.

실제로 웃음의 건강 효과는 과학적으로 입증되었다. 신체적 효과로는 면역세포의 활성 증가, 바이러스에 대한 저항력 증가, 유산소 운동의 효과, 혈액 순환 촉진, 소화 기능 강화, 심장과 기관지 관련 질병의 예방 등이 있으며 정신적 효과로는 자신감의 상승, 긴장감 완화 및 스트레스에 대한 저항력 증가, 우울감 완화 및 행복감 상승 등이 있다. 흥미롭게도 '웃음'의 어원이 'Hele(헬레)'라고 하는데 바로 여기에서 'Health(건강)'이라는 말이 유래됐다고 한다. 즉 아이들의 웃음소리는 아이들의 건강이 향상되는 소리라고 봐도 무방하다.

가족 모두가 건강해지는 비결

  웃음은 오래 앉아 있어 무겁고 둔해진 움직임이 자신을 짓누를 때 가볍게 밖에 나가 산책을 하는 것과 비슷하다. 정체된 몸에 강한 리듬을 주어 부교감신경을 자극해 한쪽으로 기울어진 자율신경의 균형을 회복하고, 혈액의 흐름을 촉진하고 근육의 긴장을 풀어주어 몸과 마음을 편안하게 만든다. 웃으면 면역력이 강해지는 것도 이런 이유 때문이다.

  면역력 향상을 위해서라면 가끔은 유머러스한 만화나 유치한 소설을 보는 것도 괜찮지 않을까? 웃으려고 애쓰는 만큼 면역력도 높아질 것이다.

아이가 자는 동안
면역력이 쑥쑥 자란다

아이들은 잘 자야 키도 크고 건강해진다. 하지만 현실은 딴판이다. 어린이들은 9시간에서 최대 11시간을 자야 하는데, 한국의 7~8세 아동 중 수면 시간이 9시간 미만인 경우가 86%에 이르는 것으로 보고되고 있다. 심지어 학년이 올라갈수록 수면 시간이 더 짧아지는 경향까지 보였다. 이렇게 수면 시간이 짧아지면 아이들은 여러모로 최악의 상황에 이를 수 있다.

수면 부족으로 생기는 일들

수면 시간 및 아동 발달과 관련해 미국수면재단은 6세 이하의 아동은 하루에 10~13시간, 7세 이상의 아동은 하루에 9~11시간 정도 수면을 취할 것을 권고하고 있다. 최소 9시간을 자지 못하면 정신 건강, 인지 및 뇌 기능, 더 나아가 뇌 구조에도 부정적인 영향이 미쳐서 충동성과 스트레스, 우울증, 불안, 공격성이 유발되고, 사고력에도 문제가 생긴다.

수면 부족으로 생기는 일들 중 가장 심각한 것은 면역력 저하다. 밤에 잠을 자면 부교감신경이 활성화되면서 자율신경의 균형이 맞춰지고 면역력이 강화된다. 인간은 낮에 활동하면서 끊임없이 중력을 견딘다. 그 과정에서 근육은 계속 긴장하고 교감신경은 활성화되어 있다. 그래서 밤에 부교감신경을 활성화해 충분히 잠을 자야 면역력이 강화되는데, 수면이 부족하면 자율신경의 균형이 깨지고 결과적으로 면역력이 저하되는 결과를 낳는 것이다.

아이들에게 수면 시간이 중요한 또 하나의 이유는 잠을 자는 동안 성장호르몬이 활발하게 분비되어 성장이 촉진되기 때문이다. 잠을 잘 때는 깨어 있을 때보다 성장호르몬이 2~3배 정도 증가하고 특히 숙면을 취하면 무려 4~5배나 증가한다. 따라서 '잠을 잘 자는 아이가 키도 큰다'는 말이 나온 것이다.

또 잠을 자는 동안 백혈구가 생성되고, 면역세포인 T세포가 활성화되어 공격력이 높아지고, 스트레스 호르몬인 코티솔이 감소한다. 즉 잠을 잘 자는 것만으로도 면역력은 충분히 강화된다.

늦게 자는 버릇을 고치려면 부모가 먼저

아이들의 수면 시작 시간은 밤 9~10시 정도면 적당하다. 만약 아이가 밤 12시까지 잠을 못 이룬다면 수면 건강에 적신호가 켜졌다고 봐야 한다.

아이가 늦게까지 잠들지 못하는 이유 중 하나는 늦은 시간까지 TV나 인터넷을 보거나 놀기 때문이다. 이런 아이들의 수면 습관은 부모의 생활습관의 영향을 받는다. 만약 부모가 늦게까지 자지 않으면 아이 역시 잠드는 시간이 늦어진다. 그러니 아이가 충분히 잘 자길 바란다면 함께 누워서 잠을 청하고, 안락하고 편안한 수면 환경을 조성해주어야 한다. 부모의 수면 습관이 바뀌어야 아이들의 수면 습관도 바뀐다.

밤에 늦게 자는 습관을 고치려면 낮의 활동량을 늘리는 것이 도움이 된다. 낮에 많이 뛰어놀면 몸이 피곤해서라도 밤에 잠을 잘 잔다. 이렇게 규칙적인 수면 습관을 만들어놓으면 그때부터는 아이가 먼저 '졸려서 자고 싶다'고 할 것이다.

수면의 질을 향상시키기 위해서는 침구에도 신경을 써야 한다. 아이들은 잠을 잘 때 땀을 성인보다 1.5배나 더 흘린다. 따라서 통기성과 발산성이 좋은 침구를 선택해야 항상 쾌적한 상태에서 불편함 없이 잘 수 있다.

입으로 숨을 쉬면
면역력이 약해진다

부모가 반드시 확인해야 하는 것 중의 하나는 아이가 입으로 숨을 쉬는가, 아니면 코로 숨을 쉬는가 하는 점이다. 부모는 자신이 코로 숨을 쉬기 때문에 아이도 그럴 것이라고 넘겨버리는데, 가끔 입으로 숨을 쉬는 아이들이 있다. 가장 대표적인 이유는 일시적인 코막힘 혹은 비염, 편도 비대에 의한 것이며 스트레스도 원인이 될 수 있다.

사실 입으로 숨을 쉰다고 해서 당장 호흡에 곤란이 생기는 것도 아니고, 아이가 편하다면 입으로 숨을 쉬든 코로 숨을 쉬든 별 차이가 없다고 생각할 수도 있다. 하지만 입으로 숨을 쉬면 생각보다 꽤 많은 부작용이 생긴다.

학습 능력에도 영향을 미치는 입 호흡

입으로 숨을 쉬면 아이의 면역력에 매우 좋지 않은 영향을 미친다. 코 안에는 코털과 점막, 점액 등이 존재한다. 이것들은 모두 공기 중의 오염 물질을 걸러주는 역할을 한다. 그런데 코가 아닌 입으로 숨을 쉬면 공기 중의 오염 물질이 아무런 안전장치도 없이 곧바로 몸 안으로 유입된다. 그 결과 폐렴이나 천식, 독감의 위험성이 훨씬 높아진다.

코로 숨을 쉴 때는 공기가 '콧속 부비강'을 통과하면서 그 온도가 체온과 비슷해진다. 따뜻하고 촉촉해진 공기는 아무런 무리 없이 체내로 유입된다. 하지만 입으로 숨을 쉬면, 특히 겨울철에는 차가운 공기가 곧바로 후두를 거쳐 폐로 유입되기 때문에 호흡기 질환에 걸릴 가능성이 커진다. 또 입으로 호흡하는 과정에서 침이 가지고 있는 다양한 면역 기능이 저하되기 때문에 입안이 세균과 바이러스가 서식하기 좋은 환경으로 변한다. 그 결과 치주 질환, 인후두염, 편도염 등이 생길 수 있다.

입으로 숨을 쉬면 성장과 학습 능력에도 심각한 문제가 생긴다. 국내의 한 한의원에서 병원 치료를 받은 소아 환자 1,312명을 조사한 결과, 입으로 호흡하는 아이들 중에서 50%가 넘는 아이들이 성장 부진을 겪었고, 30%는 정서 불안과 산만한 주의력, 학습 부진 등의 증상이 나타났다고 발표했다.[*]

얼굴에 변형이 올 수도 있는데, 코와 인중 부위가 길어지면서 아래턱이 말려 들어갈 수 있기 때문이다. 뿐만 아니라 수면무호흡증후군이 발생해서 숙면을 이루지 못하고, 그 영향으로 성장호르몬의 분비가 억제되어 신체 성장이 더뎌질 수 있다.

입으로 숨을 쉬는 것을 막을 수 있는 가장 효과적인 방법은 원인을 찾아 바로잡는 것이다. 코로 숨 쉬는 것이 어딘가 불편하고 힘들기 때문에 입 호흡을 하게 된 것인 만큼 코막힘을 비롯해 코 호흡을 방해하는 질병이 있는지 살펴봐야 한다. 이비인후과에서 진료를 받아서 원인을 찾는 방법도 괜찮다.

입 호흡을 멈추는 방법

만약 특정 질환이 있는 게 아니라면 코 호흡을 하도록 도와주어야 한다. 모유를 먹는 아이라면 고무 젖꼭지를 물려볼 필요가 있다. 입이 고무 젖꼭지를 물고 있는 동안 더 이상 입으로 호흡을 하지 못하게 되고, 그 결과 자연스럽게 코를 사용해서 호흡을 할 것이기 때문이다. 만약 아이가 고무 젖꼭지를 잘 물지 않으려고 하면 엄마가 우선 고무 젖꼭지를 물고 있는 모습을 보여준 뒤에 아이에게 물려주면 따라할 수 있다. 이때 엄마가 물었던 고무 젖꼭지를 아이에게 주어서는 안 된다. 침을 통해서 헬리코박터균이 전달될

※ 홍유미, '입으로 숨 쉬는 아이, 성장부진 50% 이상', 헬스조선뉴스, 2006년 6월 17일

수 있기 때문이다. 이는 위염이나 위궤양은 물론 성인이 되어서 심각한 위암을 유발할 수 있다. 때로 엄마는 자신도 모르게 음식을 맛본 숟가 락으로 아이에게 음식을 떠먹이기도 하는데 이때도 주의해야 한다.

스트레스로 인한 입 호흡에도 관심을 기울여야 한다. 아이가 스트레스를 받거나 불안한 상태가 되면 빠른 호흡을 하게 되고, 코가 아닌 입으로 숨을 쉬게 된다. 이는 몸에 긴장을 유도하는 교감신경이 우세해졌다는 의미이기도 하다. 이럴 때는 의식적으로 심호흡하는 방법을 알려주어야 한다. 보통 인간이 하는 활동은 교감신경이나 부교감신경의 지배를 받지만, 유일하게 호흡만큼은 두 신경 모두의 지배를 받는다. 즉 호흡이 교감신경의 지배받을 때 의도적으로 부교감신경의 지배를 받도록 유도할 수 있다는 의미이며, 이것을 가능하게 하는 것이 심호흡이다. 부모가 "우리 심호흡을 해볼까?"라고 제안하며 크게 호흡하는 모습을 보여주면 아이도 따라 하면서 긴장이 풀어지고 스트레스가 완화되면서 코로 호흡을 할 수 있게 된다.

어려서부터 심호흡 방법을 아는 것은 효과적인 스트레스 해소법을 익히는 것과 같다. 사람은 살면서 스트레스를 받지 않을 수 없다. 그때마다 심호흡을 통해 자신의 호흡을 다스릴 줄 안다면 스트레스로 인한 질병에서 멀어질 수 있을 것이다.

몸을 따뜻하게 하여
체온을 유지한다

조선시대의 의학서 《동의보감》에는 건강에 관한 이야기만 담겨 있는 것이 아니다. 아이를 키울 때 주의해야 할 것도 다음과 같이 적혀 있다.

'첫째, 등을 따뜻하게 해줘라. 둘째, 배를 따뜻하게 해줘라. 셋째, 발을 따뜻하게 해줘라. 넷째, 머리를 시원하게 해줘라. 다섯째, 가슴을 시원하게 해줘라. (중략) 일곱째, 비위를 항상 따뜻하게 해줘라.'

등, 배, 발을 따뜻하게 해주라는 이유는 아이의 면역력 유지에 굉장히 중요하기 때문이다.

하지만 요즘에는 아이의 몸을 따뜻하게 유지하기가 쉽지 않다. 특히 여름철에는 거의 하루 종일 에어컨 바람을 쐬서 아이의 몸이 차갑고, 겨울에는 수시로 찬물이나 음료수를 마시기에 체온을 유지하기가 쉽지 않다. 밤에 자다가 몸을 뒤척이면서 윗옷이 말려 올라가면 배가 훤히 드러나기도 한다. 이러한 습관이 반복되면 아이의 체온이 전반적으로 낮아지고, 이것은 면역력에 치명적인 영향을 미친다.

체온이 단 1℃만 낮아져도 소화 기능에 문제가 생기고, 복통이나 설사가 생기기도 하고, 정반대로 변비가 생길 수도 있다. 그렇게 서서히 면역력이 저하된다.

여름에 더욱 주의해야

그나마 겨울에는 부모가 아이들 옷차림에 신경을 쓰기 때문에 걱정이 덜하다. 하지만 날씨가 따뜻한 봄이나 가을, 더운 여름에는 크게 신경을 쓰지 않는 경우가 많다. 봄가을에도 밤낮의 기온차가 클 수 있으며, 여름에는 곳곳에 에어컨이 켜져 있어 아이의 몸이 차가워질 수 있는데도 말이다.

체온이 내려가 면역력이 약해지는 것을 막으려면 계절에 따라 보온 팩, 무릎 덮개, 약간 두꺼운 양말, 가볍게 걸칠 수 있는 윗옷 등을 가지고 다니다가 기온이 내려가고 아이 몸이 차가워지면 이

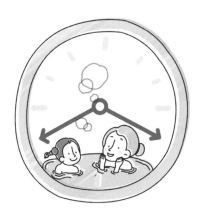

를 활용해 체온을 유지해주어야 한다.

아이와 함께 반신욕을 하는 것도 적극적으로 권장한다. 체온보다 살짝 높은 38~40℃의 물에 배꼽 아래까지만 담그는 방법이다. 20분 정도만 해도 땀이 나고 체온이 올라가고 혈액 순환도 좋아지는 등 충분히 효과가 있다. 욕조에서 아이와 함께 노래를 부르거나 책을 읽어주거나 좋아하는 장난감으로 놀게 해주면 아이는 충분히 반신욕을 즐길 수 있다. 그리고 반신욕 시간을 아이와의 소통 시간으로 삼을 수도 있다. 이렇듯 반신욕은 부모와 자녀가 대화하며 서로의 마음을 나누기에도 최적의 조건을 제공해준다.

아이의 몸이 따뜻해지면 면역력이 높아지는 것은 물론이고 부모에 대한 애정과 신뢰감이 더욱 깊어져서 정서적으로도 더 안정될 것이다.

몸에 좋은
자극을 준다

우리 몸은 외부의 자극에 민감하게 반응한다. 몸에 좋은 자극을 효과적으로 가하면 혈액 순환이 촉진되고 자율신경이 균형을 찾아 면역력이 강화된다. 가장 대표적인 것이 손톱 자극법, 피부 자극(보디 브러싱), 그리고 마사지이다.

손쉽게 면역력을 강화하는 손톱 자극법

우선 손톱 자극법부터 살펴보자. 자극을 위한 별도의 도구가 필요없기 때문에 언제 어디서든 부모가 아이를 위해 해줄 수 있는 면역력 강화법이다. 일본에서 손톱 자극법에 대한 실험을 했는데, 면역세포인 백혈구를 정상적으로 유지해주고, 림프구의 수를 크게 늘린 것으로 나타났다.

방법은 부모가 엄지와 집게손가락을 이용해 아이의 손톱 뿌리 부분을 아프지 않을 정도로 꾸욱 눌러주는 것이다. 손톱 뿌리 부분에는 신경섬유가 밀집해 있어 약지(넷째 손가락)를 제외하면 대체로 부교감신경에 영향을 미친다. 직접 손톱 뿌리를 자극해보면 시원하고 기분 좋은 느낌을 받을 수 있을 것이다. 다만 약지는 교감신경을 자극하니 밤에는 자극하지 않는 것이 좋다.

각 손가락마다 10초 정도 눌러주면 되고, 잠자리에서 하면 숙면을 취하는 데 도움이 된다. 다만 세기를 조절해야 한다. 처음 누를 때 아이에게 "이 정도면 아파? 안 아파?"라고 물어보면서 적당한 세기를 파악하고 여기에 익숙하게 만들면 된다.

특히 공부할 것이 많고 스트레스 받는 일이 많은 아이에겐 손톱 자극법이 좋은 효과를 줄 수 있다.

보디 브러싱으로 피부 자극하기

수건으로 매일 아침 아이의 피부를 자극하는 것도 혈액 순환을 개신하는 좋은 방법이다. 일명 '보디 브러싱'이라고도 불리는 이 방법은 물기가 없는 몸을 수건이나 부드러운 솔로 쓸어내는 것이다. 우리에게는 그리 익숙한 건강법은 아니지만, 러시아나 튀르키예 등에서는 꽤 오래 전부터 행해져온 건강법이다.*

브러싱을 할 때는 손발의 끝에서 심장을 향해 쓸어준다. 세게 할 필요는 없고 자연스럽게 피부를 문질러 가벼운 자극을 주는 정도면 된다. 이렇게 하면 혈액 순환이 원활해지고 교감신경과 부교감신경이 균형을 잡을 수 있다. 또 노폐물이 모공에 쌓이는 것을 막아주고, 불필요한 각질을 제거해서 피부를 더욱 뽀송하게 만들어준다. 아침에 아이가 일어났을 때 해주면 잠도 빠르게 깰 수 있다.

12개월 이전에 더 필요한 마사지

마지막으로는 마사지를 꼽을 수 있다. 우리 몸에는 늘 혈액이 순환하지만, 그 흐름이 정체될 때가 가끔 있다. 이때 몸에 뭉쳐 있는 혈액을 '어혈'이라고 한다. 어른들만 어혈이 생기는 것이 아니라, 아이들도 얼마든지 생길 수 있다. 따라서 어혈이 잘 생기는 부위들을 자연스럽게 자극하면 혈액이 원활하게 흐르고 면역력도 제자리를 찾아갈 수 있다. 아이는 12개월까지 폭발적으로 성장한다. 따라서 이 시기를 전후로 부드럽게 마사지를 해주면 성장이 더욱 잘 이뤄진다.

특히 마사지를 해주면 좋은 부위는 관자놀이 부위와 뒤통수 쪽이다. 마사지 방법은 그리 어렵지 않다. 그저 부모의 섬세한 손놀림으로 머리 윗부분부터 목까지 훑어내리듯이 꾹꾹 눌러주면 충분

---

* 뉴스광장, '피부에 활력 주는 보디 브러싱', KBS뉴스, 2014년 9월 6일

:: 면역력 강화 자극 요법들

손톱 자극법

부모의 엄지와 집게손가락으로 아이의 손톱 뿌리 부분(아래 그림의 ●)을 잡고 '아프지만 기분 좋은 정도'로 꾹 눌러준다. 손가락마다 10초 정도면 충분하다.

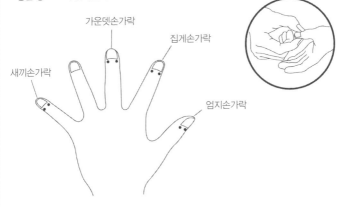

엄마 손 마사지법 (뒤통수와 관자놀이 부위)

곰의 발 모양으로 양손의 손가락을 벌려 세우고 손가락 끝부분으로 아이의 뒤통수와 관자놀이 부위를 각각 4∼5회씩 섬세하게 마사지한다. 이때 머리 윗부분부터 목까지 정체되어 있는 혈액을 흐르게 하듯이 두피를 아래로 문지른다.

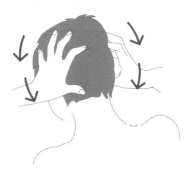

출처 : 후쿠다 미노루·이토 야스오 저, 《부모가 높여주는 내 아이 면역력》, 전나무숲

하다.

한 번에 4~5회 정도면 된다. 머리가 상쾌해지기 때문에 아이들의 기분도 한결 좋아진다. 샤워를 마친 후 수건으로 머리를 닦아줄 때 마사지해주면 시원함이 배가 된다. 잠자기 전에 누운 상태에서 마사지를 해주면 잠도 훨씬 잘 온다.

매일 꾸준히 할 수 있는
가장 간단한 운동

꾸준한 신체 활동은 남녀노소를 불문하고 건강의 제1조건이다. 심지어 질병을 앓고 있거나 신체 활동이 자유롭지 않은 어르신조차도 운동을 통해서 삶의 질을 개선하는 경우가 종종 있다. 따라서 어려서부터 신체 활동을 하는 습관을 들여놓으면 평생 건강의 발판을 마련하는 셈이다.

요즘 아이들은 공부나 게임을 하느라 오랜 시간 가만히 앉아 있는 경우가 많은데, 5~17세에는 매일 1시간 정도 중간 강도의 운동이나 격렬한 신체 활동을 해야 건강을 유지할 수 있다.

경쟁적인 스포츠는 스트레스가 될 수도

　세계보건기구(WHO)는 146개국의 11～17세 청소년 160만 명의 운동 시간을 조사해 그 결과를 2019년 발표했다. 운동 부족이 가장 심각한 나라는 한국으로, 약 94.2%의 청소년들의 운동 시간이 부족했다. 운동 부족의 원인은 지나치게 많은 학업 시간, 스마트폰 과용, 청소년을 위한 스포츠 레저 시설의 부족이었다. 어려서부터 운동이 부족하면 건강에 영향을 미치는 것은 물론 '운동하지 않는 습관'이 정착되어 평생 운동을 멀리하게 될 수도 있다. 가뜩이나 운동량이 부족한데 스마트폰 게임이나 인터넷에 몰두하면 우울증, 알레르기 질환에 걸릴 가능성이 커지고, 장기적으로 면역력이 약화될 수 있다.

　이런 비극을 맞지 않으려면 아이에게 다양한 신체 활동 환경을 제공해야 한다. 축구 교실이나 야구 교실에 보내도 되고, 수영도 괜찮은 운동이다. 하지만 경쟁적인 스포츠에 스트레스를 받는 아이들에게는 집 앞 공원이나 집에서 할 수 있는 체조를 권장하는 것이 바람직하다. 스트레칭, 체조, 건강 댄스의 방법이 담긴 동영상을 보면서 따라 해도 좋고, '국민건강체조'를 매일 해도 괜찮다.

　국민건강체조는 국민체육진흥공단이 국민들의 건강 증진을 도모하기 위해 만든 체조이다. 2023년 3월 배포된 '국민건강체조 동영상 콘텐츠'는 총 6분 분량으로 누구나 부담없이 따라 할 수 있다.

'준비운동 → 유연성과 근력운동 → 전신운동 → 정리운동' 순서로 진행되며 전신 맥박수 증가에서부터 목, 팔, 등, 옆구리, 어깨, 허리, 가슴, 배, 무릎, 다리, 전신 등 신체 전반에 자극을 준다. 이 체조를 꾸준히 하면 성장판이 자극되어 성장호르몬의 분비가 활발해지고, 근육의 단백질 합성이 촉진된다. 키도 쑥쑥 자란다.

10분 정도 간단히 스트레칭만 해도 도움이 된다. 다만 스트레칭은 국민건강체조보다 난이도가 쉽기 때문에 더 시간을 늘릴 필요가 있다. 10분 하는 것에 익숙해지면 시간을 더 늘려서 아침에 10분, 저녁에 10분 정도 하면 좋은 효과를 볼 수 있다.

꾸준히 하는 것이 무엇보다 중요

집에서 간단하게 할 수 있는 운동도 있다. 하나는 '발꿈치 들기'이며, 또 하나는 '큰허리근 체조'이다.

발꿈치 들기는 매우 쉽다. 가만히 서서 발꿈치를 들어올렸다 내렸다 하면 된다. 하체에는 인체 근육의 70%가 존재하는데, 발꿈치 들기는 하체 근육을 단련하기에 좋다. 혈액 순환을 원활하게 해주는 것은 물론이고 신체의 전반적인 균형을 잡기에도 좋다. 허리가 구부정한 이이들이 하면 허리를 펴는 데 도움을 받을 수 있다.

큰허리근 체조는 양다리를 벌리고 선 후에 양다리를 교대로 허리 높이까지 올렸다 내렸다 하면 된다. 이 운동은 상체와 하체를

▋▋ 집에서 간단히 할 수 있는 면역력 강화 운동

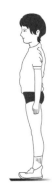 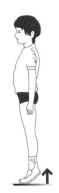

발꿈치 들기

등을 똑바로 세우고 천천히 발꿈치를 최대한 들어올렸다가 내려놓는다. 간단해 보이지만, 근육이 많은 하체를 단련하기에 매우 좋은 운동이며, 혈액 순환 촉진은 물론 체온을 높여서 면역력을 강하게 만들어준다.

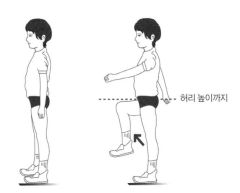

다리를 조금
벌리고 선다.

허리 높이까지

큰허리근 체조

무릎 한쪽을 들어올린 후에 약 1~2초간 멈추었다가 다시 원래대로 돌아온다. 양다리를 번갈아서 실시하면 혈액 순환이 촉진되면서 동시에 면역력이 강화된다.

출처 : 후쿠다 미노루·이토 야스오 저, 《부모가 높여주는 내 아이 면역력》, 전나무숲

연결하는 근육을 단련하기에 매우 좋다. 또한 혈액 순환에 도움이 되고 몸을 따뜻하게 만들어 면역력을 강화한다. 처음에는 아이의 체력에 맞게 횟수를 정하다가 점차 늘려서 최대 300회까지 해도 된다.

중요한 것은 이러한 신체 활동은 '꾸준히' 해야 한다는 점이다. '매일 10~20분이 뭐 그리 도움이 되겠어?'라고 생각할 수 있지만, 절대로 그렇지 않다. 근육 손실을 적극적으로 막아주고, 군살을 줄여서 몸매를 훨씬 보기 좋게 만든다.

주말에는 가족이 함께 야외로 나가 걷기 운동을 하는 것이 좋다. 걷기 운동이 인체 전반과 면역력에 미치는 효과는 과학적으로 증명되었다. 다만 아이들은 걷는 것 자체에 흥미를 못 느낄 수 있으니 처음 시작할 때 목표 의식을 확실하게 세워주는 일이 중요하다. "10분 정도 걸어 공원에서 함께 놀자"라거나 "버스로 두 정거장을 걷는 기록을 세워보자"라고 하면 아이는 목표에 도달하기 위해 열심히 걸을 것이다. 여기에서 더 나아가 아이가 올바른 자세로 활기차게 걸을 수 있도록 돕고, 평소보다 약간만 빠르게 속도를 내주면 운동 효과는 더욱 확실해진다.

스테로이드제를 사용하는 대신 면역력을 강화한다

　인체가 질병에 걸렸을 때 나타나는 증상 중 다수는 면역 작용으로 생긴 것이다. 예를 들어 감기에 걸리면 열이 나는 것은 몸이 감기 바이러스를 이겨내는 과정에서 면역력이 작동한 결과이다. 즉 스스로 몸에 열을 발생시켜서 바이러스를 이겨내려는 것이다. 그러므로 '감기약'을 통해 열을 억지로 내리면 오히려 면역 작용이 약화될 수밖에 없다.

　이러한 원리는 어린이의 알레르기 질환에도 마찬가지로 적용된다. 가려움증 등 여러 가지 괴로운 증상들은 체내의 유해 바이러스나 병원균을 배출하기 위한 인체의 면역 작용이다. 몸이 정상을 되찾아가는 과정인 셈이다. 물론 이 과정은 매우 고통스러워 아이들은 어느 정도 약을 써야 할 필요가 있다. 하지만 약에만 의존하면 결국에는 더 좋지 않은 결과가 만들어질 뿐이다.

각종 부작용을 부르는 스테로이드제

모든 약은 두 가지 얼굴을 가지고 있다. 고통을 덜어주지만, 그 대신 부작용을 안겨준다. 가장 대표적인 약이 스테로이드제이다. 가려움, 염증 등을 완화해주는 효과가 뛰어나지만, 얼마 가지 않아 괴로운 증상들이 다시 나타나 또다시 스테로이드제를 발라야 하는 악순환이 생긴다.

물론 의사들은 "아이가 불편하고 힘들어할 정도로 증상이 심하다면 스테로이드제라도 쓰는 것이 맞다"라고 말하지만, 문제는 이 약으로 인한 부작용이다. 짧은 시간만 사용하고 말 것이라면 상관이 없지만, 근본 원인에 대한 대책 없이 스테로이드제에 의존하면 심각한 부작용을 겪을 수 있다.

2019년 미국 알레르기 천식면역학회(ACAAI)에서는 '18세 이하의 환자에게 1년에 4회 이상의 코르티코스테로이드제(먹는 스테로이드)를 처방하면 위험 발생이 3배 이상 증가한다'는 연구 결과를 발표했다. 면역력에 심각한 영향을 미치고 위장관에서 출혈을 야기한다는 것이다. 스테로이드제의 부작용은 이외에도 상당히 많다. 불면증, 시력 저하, 체력 저하, 식욕 증가, 우울증 등의 감정 변화, 체중 증가, 백내장과 녹내장 등이 그것이다.

따라서 부모는 각종 스테로이드제가 우리 몸을 근본적으로 치유할 수 없다는 사실을 다시 한번 염두에 두면서 아이의 고통을 치료할 방법을 찾아야 한다. 더불어 근본 치료는 면역력을 끌어올리는 방법밖에 없다는 사실을 깨달아야 한다.

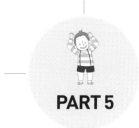

PART 5

내 아이의 질병을
치료하는 면역 처방전

아이들이 가장 흔하게 걸리는 질병은 감기와 알레르기 질환이다. 특히 비염, 천식, 아토피 피부염은 어린 시절 자주 겪게 되는 질병이다. 그런데 이를 고치기 위해 섣불리 약에 의존하는 건 자제해야 한다. 특히 스테로이드제는 부모들이 경탄할 정도로 증상 완화에는 효과가 빠르지만 순간적으로 통증을 멈추고 가려움을 없애줄 뿐 근본적인 치료가 되지 않으며, 부작용도 만만치 않다. 따라서 알레르기 질환에 대처하는 부모만의 특별한 대안이 있어야 한다. 감기 역시 매번 감기약에 의존하면 오히려 내 아이의 면역력이 더 약화된다는 사실이 중요하다. 이 장에서는 약에 의존하지 않아도 되는 면역 처방전을 제시한다. 어렵지 않으니 잘 익혀두자.

알레르기 질환의 근본적 치료

알레르기 질환의 원인은 여러 가지다. 유전적 요인도 있고, 지나치게 깨끗한 환경이 면역력의 형성을 저해해서 발생한다는 견해도 있다. 또 집먼지진드기, 꽃가루, 음식 등의 외부적 요인이 원인이 되기도 한다.

자율신경의 작동 원리에서 본다면, 이 질환은 '부교감신경이 과도하게 우세해졌을 때' 생긴다. 앞에서도 언급했지만, 부교감신경은 교감신경과 함께 인체를 이완시키고 안정시키는 역할을 한다. 하지만 이런 균형이 깨지면 여러 이상 증상이 나타난다. 뇌의 혈액 공급에 문제가 생길 수 있고, 체온 조절이 힘들어질 수도 있다. 알레르기 질환도 생긴다. 따라서 근본 치료를 하려면 부교감신경이 우세한 상태를 바로잡아 교감신경과 균형을 이루게 해야 한다.

체내로 유입되는 유해 물질을 줄여야

일상에서의 습관이 중요한 이유는 자율신경의 균형을 이루는 약은 존재하지 않기 때문이다. 오로지 생활습관의 변화에 의해서만 자율신경의 균형이 맞춰진다는 점을 염두에 두고, 다음의 실천 사항을 아이와 함께 지켜나가자.

규칙적인 생활을 한다

인체는 규칙적인 리듬에 의해서 움직인다. 밤이 되면 부교감신경이 활성화되어 사람을 쉬게 만들고, 아침이 되면 교감신경이 활성화되어 활기찬 생활을 할 수 있게 만든다. 하지만 불규칙한 생활이 지속되면 이 두 신경이 혼란을 일으켜 균형이 깨지고 만다. 따라서 다시 규칙적인 생활로 돌아가서 자율신경이 균형을 이룰 수 있도록 해야 한다.

적절한 강도의 운동을 한다

운동은 신체에 좋은 작용을 하지만, 그중에서도 가장 대표적인 작용은 온몸의 기능을 활성화해 한쪽으로 기울어졌던 자율신경의 균형을 맞추는 것이다. 아이에게 맞는 운동 강도를 찾아 꾸준히 하게 하면 운동의 유익을 모두 누릴 수 있다.

단 음식과 지방의 섭취량을 줄인다

당분과 지방은 여러 알레르기 질환을 일으키는 대표적인 원인 물질이다. 또한 아이들의 성장과 면역력을 위한 모든 과정에 개입해 부정적인 영향을 미친다. 아이의 식생활을 잘 살펴서 이 두 가지의 섭취량을 줄여주어야 한다.

유해 물질의 체내 유입을 막는다

알레르기 질환은 '면역이 과도하게 반응하는 것'이라고 할 수 있다. 원래는 알레르기 물질이 인체에 유입되더라도 면역은 그저 자연치유력을 발휘할 뿐 여러 가지 반응을 나타내지는 않는다. 자신도 모르는 상태에서 문제가 해결되는 것이다.

하지만 알레르기 질환을 가진 아이들의 몸은 이 과정에서 매우 민감하게 반응한다. 이러한 과민 반응을 줄이려면 여러 가지 유해 물질의 체내 유입을 최대한 막아야 한다. 특히 아이들이 매일 접하는 샴푸, 비누, 로션 등을 통해 체내에 유입되는 유해 물질이 없는지를 살펴야 한다.

참기 힘든 가려움을 이겨내는
효과적인 대책

알레르기 질환은 아이들을 고통스럽게 만드는 질병임에 틀림없지만, 자율신경의 균형이 깨져서 생기기에 결코 단기간에 이겨낼 수 없다. 따라서 장기적인 치료를 각오해야 하며, '노력하면 반드시 나을 수 있다'는 확신을 가지고 치료에 접근해야 한다.

가장 먼저 해야 할 일은 아이에게 "긁지 마"라고 강요하지 않는 것이다. 아이는 가려움증에 극도의 스트레스를 느끼며, 긁어서 가려움을 해소해야 그나마 안정된다. 이런 상황에서 긁는 것을 무조건 금지하면 아이는 부모 몰래 보이지 않는 곳에서 긁게 된다. 그러므로 알레르기 질환으로 인한 가려움은 인정하되 피부를 긁지 않는 환경을 만들어주고, 긁은 후에는 염증이 생기지 않도록 조치를 해주어야 한다.

스테로이드제의 사용을 줄이는 생활 수칙

가려움을 줄이기 위해 어쩔 수 없이 일시적으로 스테로이제를 쓰게 되는데, 이때 사용량을 최대한 줄일 수 있는 방법이 있다.

가장 좋은 방법은 피부 보습을 적당히 유지하는 것이다. 피부가 건조해지지 않도록 하루에 여러 차례 보습 크림을 발라주면 가려움을 다소 줄일 수 있다.

또 아이가 평소에 느끼는 스트레스를 최소화하는 노력이 필요하다. 대체로 아이들은 화가 나거나 짜증이 생길 때, 또 부모에게 야단을 맞으면 긁는 경우가 많다. 반대로, 즐겁게 뛰어놀거나 자신이 뭔가에 흥미를 느낄 때는 긁는 횟수와 강도가 많이 줄어든다.

어쩔 수 없이 긁어야 한다면 나름의 대처법이 필요하다. 일단 평소 아이의 손톱이 지나치게 길지 않게 잘 깎아준다. 손톱에 의해 피부에 상처가 나면 세균이 침투할 수 있기 때문이다. 그러니 긁어서 상처가 나면 깨끗한 물로 씻고 살균해주어야 한다.

아토피피부염을 가라앉히는 생활 수칙

알레르기 질환 중에서 가장 신경 쓰이는 것은 아토피피부염이다. 쉽게 낫지 않을 뿐더러 가려움이 심하기 때문이다. 아토피피부염 증상을 가라앉힐 수 있는 생활 수칙은 다음과 같다.

● 피부는 pH5.0 ~ 5.5의 약산성인데 땀은 pH7 ~ 7.4의 약알칼리성이다. 따라서 땀이 분비되면 피부 장벽이 순간적으로 느슨해져서 유해 물질이 더 쉽게 피부로 유입되고 땀이 증발하면서 피부는 빠르게 건조해진다. 이런 상황이 반복될수록 아토피피부염이 악화되니 땀이 나면 바로 닦고 약산성 보습제를 발라주어야 한다.

● '우리 집은 청소를 잘하니까 괜찮아'라고 생각해서는 안 된다. 일반 가정의 90%에서 발견될 만큼 집먼지진드기가 흔하기 때문이다. 집먼지진드기의 사체와 배설물이 피부 점막을 자극하고 아토피피부염을 악화시킨다. 대체로 침구류, 소파 등에 많으니 진공청소기로 매일 청소할 필요가 있다.

● 혈액 순환이 좋아지면 아토피피부염이 다소 진정된다. 그러려면 피부 온도를 유지하는 것이 중요하다. 일반적으로 피부 온도가 36 ~ 40℃일 때 피부의 보호 능력이 가장 극대화된다. 이는 피부 안의 칼슘 농도 때문이다. 따라서 계절과는 상관없이 피부 온도를 36 ~ 40℃로 유지한다.

● 아토피피부염에서 음식은 매우 중요하다. 개인마다 반응하는 음식이 다르기 때문이다. 그러나 당분이 많이 함유된 음식은 누구에게나 좋지 않은 영향을 끼친다. 아토피피부염이 자율신경의 혼란에 의해 생긴 질병이라는 점을 고려하면 단 음식이 가장 해로운 음식임이 틀림없다. 단 음식을 완벽하게 끊기는 힘들겠지만, 섭취량을 최소화해야 더 이상의 악화를 막을 수 있다.

● 스트레스를 받으면 피부의 성질 자체가 변화한다. 외부 물질을 막아낼 수 있는 저항력이 급격히 떨어지고, 밤잠을 설칠 수 있으며, 그로 인해 다시 스트레스를 받는 악순환이 반복된다. 따라서 아이가 스트레스를 덜 받도록 돕고, 마음껏 뛰어놀 수 있도록 해주면 더욱 좋다.

천식에 대처하는 생활 수칙

천식도 아이들을 괴롭히는 대표적인 알레르기 질환이다. 여러 가지 예방과 치료를 위한 생활 수칙이 있지만, 다음의 사항만 철저하게 지켜도 적지 않은 도움이 될 것이다.

● 천식이 있는 아이들은 입으로 숨을 쉬는 경우가 꽤 있다. 일단 입으로 숨 쉬는 것 자체가 천식의 원인이고, 천식이 발병한 이후에는 공기를 더 빠르게 많이 흡입하기 위해 입으로 숨을 쉬게 된다. 하지만 이는 최악의 생활습관이다. 낮에 최대한 코로 숨 쉬는 방법을 익혀야 수면 중에 입으로 숨 쉬는 일을 최소화할 수 있다.

● 혈액 순환이 잘되지 않는 것도 천식의 한 원인이다. 이를 해결하기 위해서는 열심히 운동을 하면 되지만, 아이들의 경우 스스로 운동을 하지 못할 가능성이 크다. 따라서 하루에 2회 정도 마른 수건으로 몸을 문질러 자극해주면 피부는 물론 피부 아래의 혈관

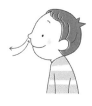
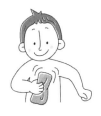
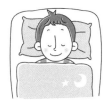
까지 자극받아 혈액 순환이 좀 더 원활해질 수 있다.

● 천식이 있으면 대체로 숙면을 취하지 못한다. 실제 연구에 의하면 천식을 앓는 아이들은 그렇지 않은 아이들에 비해 잠을 잘 때 각성 상태인 경우가 많다. 그러면 키도 제대로 크지 않고 면역력 발달도 방해받을 수 있다. 따라서 숙면을 취하게 하는 것이 무엇보다 중요하다. 그러려면 낮에 충분히 활동할 수 있게 하고, 아이들이 좋아하는 수면 환경을 만들어줄 필요가 있다.

알레르기 질환은 증상의 정도에 따라 다르지만, 보통 3~4년 정도는 치료해야 한다. 결코 만만한 과정이 아니다. 그러니 일시적인 증상이 아닌 '질병'으로 확진되었다면 장기전이라는 생각으로 꾸준

:: 알레르기 질환에서 벗어나는 생활 수칙

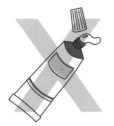

스테로이드제 대신
보습 크림을 활용한다.

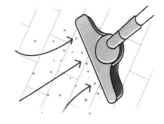

진공청소기로 청소를 해서
집먼지진드기를 제거한다.

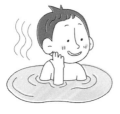

따뜻한 물로 반신욕을 해서
혈액 순환을 좋게 만든다.

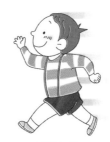

스트레스 없는
환경을 제공한다.

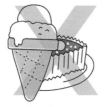

단 음식을 줄여서
당분의 섭취를 최소화한다.

출처 : 후쿠다 미노루·이토 야스오 저, 《부모가 높여주는 내 아이 면역력》, 전나무숲

히 노력해야 한다.

위에서 제시된 방법들은 최소 6개월 정도 실천해야 한다. 부모만 노력해서는 안 되고, 아이들도 그 과정에 동참할 수 있도록 해야 한다. 병이 나으면 아이가 가고 싶은 곳, 하고 싶었던 일들을 하게 해주겠다고 약속하거나, 지금보다 훨씬 더 쾌적하고 행복하게 생활할 수 있다는 사실을 알려주자. 그러면 아이들도 희망을 품고 부모와 함께 노력할 것이다.

질병 치료를 위해서는
면역반응을 이해해야 한다

　부모들의 대표적인 착각과 오해 중의 하나가 '약이 아이의 아픈 증상과 질병을 치료한다'는 생각이다. 감기가 그렇다. 아이가 감기 증상을 보이면 부모는 거의 즉각적으로 '감기약'을 떠올리고 약국이나 병원으로 달려간다. 의사도 약사도 증상만 간단히 물어보고 감기약을 준다.

　아이가 그 약을 먹으면 부모는 일단 안심하지만, 엄밀하게 말하면 감기약은 '감기를 치료하는 약'이 아니라 '감기로 인한 면역반응을 억제하는 약'이다. 감기를 치료할 수 있는 유일한 방법은 면역력인데, 그 과정에서 생기는 면역반응을 약으로 억제하니 감기 치료가 오히려 더뎌진다. 물론 겉으로는 열이 내리고 기침이 잦아들기 때문에 '감기가 나았다'고 생각되지만, 실제로 아이의 몸은 감기에 항복한 상태가 될 뿐이다. 이러한 과정을 이해하기 위해서는 감기로 인한 면역반응을 좀 더 구체적으로 살펴볼 필요가 있다.

자연이 인간에게 준 선물, 면역반응

감기의 원인은 90%가 바이러스로, 날씨가 추워서 감기에 걸리는 경우는 극히 일부다. 일단 감기 바이러스가 아이의 몸에 침투하면 '잠복기'를 거친다. 감기 바이러스가 곧바로 증상을 나타내지 않고 가만히 몸속에서 숨을 죽이고 있는 것이다. 이 기간이 매우 중요하다. 림프구가 감기 바이러스를 인식하고 그것을 '항원'으로 알아차린 후 본격적으로 싸울 준비를 하기 때문이다.

잠복기가 끝나면 감기 바이러스와 면역력의 본격적인 전쟁이 시작되면서 다양한 증상이 나타난다. 발열, 콧물은 기본이고 목에 염증이 생기고 두통이나 복통이 생기기도 한다. 몸에 힘이 없어 축 늘어지는 무력감, 권태감도 동시에 생긴다. 이러한 증상들은 사람을 지치게 하지만 이것이야말로 자가 치료를 위한 과정, 즉 면역반응이다.

면역반응이 없으면 몸은 감기 바이러스와 싸워서 이길 수가 없다. 특히 열이 급격하게 올라가는 것은 림프구가 최대한 활성화되기 위한 과정으로, '열심히 바이러스와 전투 중'이라는 신호이기도 하다. 당연히 땀을 흠뻑 흘리게 된다. 만약 이 전투에서 림프구가 승리하면 열이 떨어지고 몸이 나른해지면서 깊은 잠이 찾아온다. 다만 감기가 나을 때가 되면 여기저기서 후유증이 생긴다. 아무래도 격렬한 전투를 했으니 후유증이 생기지 않을 수 없다. 콧물이 나오고, 누군가에게 한 대 맞은 것처럼 몸이 쑤시고 욱신거리기도 한다.

결과적으로 봤을 때 이러한 면역반응은 자연이 인간에게 준 선물이라고 할 수 있다. 그 어떤 약도 해낼 수 없는 일을 자체적으로 해내니 말이다.

감기에 걸릴 때마다 감기약을 먹으면 벌어지는 일

그런데 감기에 걸릴 때마다 감기약을 먹으면 어떤 일이 벌어질까? 겉으로는 감기가 금세 낫는 것 같지만, 실제로는 면역력이 강하게 단련될 기회가 매번 사라지는 결과를 얻게 된다.

인체의 면역력은 병원균, 바이러스와 싸우면서 점차 강해진다. 일종의 '트레이닝' 과정을 거쳐야 하는 것이다. 이런 트레이닝을 꾸준히 해온 사람과 그렇지 않은 사람의 실력 차이는 당연히 클 수밖에 없다.

그러니 아이에게 감기약을 먹이는 것은 아이가 면역력을 키울 기회를 빼앗고 그 결과 별것 아닌 원인에 의해 난 열마저도 제어하지 못하는 상황에 빠뜨리는 것이나 다름없다. 게다가 건강한 아이

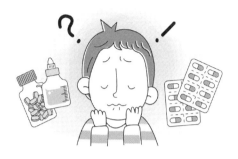

라면 잠시 열이 나고 말 일인데, 그렇지 않은 아이는 쉽게 피곤해지고 몸이 처져서 일상으로 돌아오는 시간이 꽤 걸린다. 이런 허약한 몸은 어른이 되어서도 이어진다. 더구나 감기에 걸릴 때마다 약을 먹어왔기에 어른이 되어서도 감기약에 의존해 면역력이 약할 가능성이 크다. 그러니 체온이 40℃까지 치솟는 등 위급한 상황이 아니라면 최대한 면역반응을 견디면서 면역력을 키워나가야 한다.

어릴 때 잔병치레를 많이 했던 아이들이 어른이 되면 오히려 건강한 경우를 많이 본다. 이런 경우가 신체의 자체적인 능력으로 면역력을 키워온 결과라고 볼 수 있다. 자녀를 정말로 사랑한다면 당장 눈에 보이는 증상만 볼 것이 아니라, 몸속에서 열심히 바이러스와 싸우고 있는 면역을 생각해 인내심을 가질 필요가 있다.

아이의 평생 면역력은
오로지 부모만이 키울 수 있다

흔히 '스트레스는 만병의 근원'이라고 말한다. 그런데 이 말에서 한 가지 주의해야 할 점은 스트레스라는 것이 반드시 정신적 스트레스만 의미하는 것은 아니라는 사실이다. 인체에 가해지는 모든 물리적 스트레스 역시 교감신경을 긴장시키고, 혈액 순환을 방해하고, 과립구를 증가시키면서 활성산소를 늘려 인체를 파괴한다. 또 자율신경의 균형을 깨뜨려서 결과적으로 면역력이 최악의 상태로 치닫게 된다.

인체에 스트레스를 주는 요인은 꽤 많다. 예를 들어 영양을 충분히 섭취하지 못한 채 패스트푸드를 많이 먹으면 몸에 좋지 않은 성분들이 급작스럽게 몸에 유입되어 세포를 공격하고 결국 자율신경의 균형이 붕괴된다. 마찬가지로 아이들이 늦은 시간까지 잠을 자지 않는 것, 실내에서 장시간 게임만 하는 것, 외부의 병원균이나 바이러스의 침투에 대한 저항력을 키우지 않는 것 등이 모두 인체에 물리적 스트레스를 주는 요인이며, 동시에 자율신경의 균형을 깨뜨리는 행위들이다.

악화일로를 걷는 내 아이 면역력

아이들은 스트레스에 취약하다. 아이가 겪을 수 있는 이 모든 문제를 막아주는 건 오로지 부모만이 할 수 있다. 따라서 부모가 아이의 면역력에 관심이 없거나 관련 지식을 가지고 있지 않다면 아이의 면역력은 악화일로를 걸을 수밖에 없다.

아이들이 어른이 되어 살아갈 환경은 과거와는 완전히 다르고, 지금과도 사뭇 다를 것이라는 사실도 간과할 수 없다. 30~40년 전에는 지금보다 조금은 더 건강한 환경이었다. 패스트푸드 종류도 많지 않았고, 배달 문화도 없었으며, 남는 시간엔 집 안에서 게

임을 하기보다는 밖에서 친구들과 놀았다. 학교 성적이 중요한 것은 예나 지금이나 마찬가지이지만, 그래도 예전에는 지금만큼 경쟁이 치열하지는 않았다. 그런 점에서 부모는 자신이 커온 과거의 환경보다는 현재와 미래의 환경을 생각하며 아이의 면역력을 세심히 신경 써야 한다.

여기서 부모가 반드시 지켜야 할 것이 있다. 그것은 부모가 모범을 보이는 것이다. 부모는 행동하지 않으면서 일방적으로 아이에게 생활습관을 고치라고 요구하면 아이는 오히려 '언행 불일치'의 습관만 배우게 될 것이다.

아이들에게 부모는 신(神)과 같은 존재다. 사춘기가 되기 전까지 아이들은 부모의 행동을 따라 하고, 부모의 말을 듣고 자란다. 그런 점에서 부모가 건강하고 균형 잡힌 모습을 보여주지 않으면 이것이 그대로 아이에게 전달된다. 부모가 먼저 실천하는 모습을 보일 때 아이도 자연스럽게 그 일에 동참할 것이고, 그러면 자신도 모르게 생활습관이 바뀌기 마련이다.

면역력 강화는 자그마한 일에서부터

마지막으로, 아이의 면역력을 키우기 위한 생활습관의 변화는 조금씩, 자그마한 것부터 시작하라는 당부를 하고 싶다. 어른이 볼 때는 '이것 하나 못 고치나?'라는 생각이 들 수 있는데 아이의 인내

심과 의지는 그리 강하지 않다. 그간 먹지 않던 반찬을 먹는 일도 아이에게는 큰 도전이다. 따라서 한꺼번에 많은 것을 바꿔서 단시간에 면역력을 좋게 만들겠다는 욕심보다는 아이 스스로 잘 적응하면서 조금씩 변화시켜나가겠다는 마음가짐을 가져야 한다.

결국 아이의 몸을 바꾸는 것은 아이의 면역력이다. 의사가 아무리 좋은 장비를 가지고 치료를 해도, 결국 환자는 자신의 면역력으로 질병을 이겨낸다. 부모는 그저 아이 스스로 면역력을 키울 수 있도록 가이드를 해주는 사람이다. 따라서 아이가 조금씩 자신을 변화시켜 평생의 건강 습관을 키워갈 수 있도록 옆에서 도움을 주자.

건강한 삶 좋은 생활이야기

〈건강한 삶, 좋은 생활이야기〉는 건강 멘토 도서출판 전나무숲에서 그동안 출간한 도서들 가운데 독자들에게 큰 사랑을 받은 건강·의학 도서를 선정하여 재구성한 시리즈입니다. 이번 시리즈를 통해 가정에서 활용 가능한 유익한 건강 지식을 좀 더 쉽고 일목요연하게 만나보실 수 있습니다.

부모가 높여주는 내 아이 면역력

초판 1쇄 발행 ┃ 2023년 11월 10일
초판 1쇄 발행 ┃ 2023년 11월 17일

지은이   ┃ 전나무숲 편집부
펴낸이   ┃ 강효림
펴낸곳   ┃ 도서출판 전나무숲 檜林
출판등록 ┃ 1994년 7월 15일·제10−1008호
주소   ┃ 10544 경기도 고양시 덕양구 으뜸로 130
                위프라임트윈타워 810호
전화   ┃ 02−322−7128
팩스   ┃ 02−325−0944
홈페이지 ┃ www.firforest.co.kr
이메일   ┃ forest@firforest.co.kr

ISBN ┃ 979−11−93226−20−9 (14510)
ISBN ┃ 978−89−97484−43−0 (세트)